中国医学临床百家

张庆泉 / 著

鼻口腔相关外科学

张庆泉 2021 观点

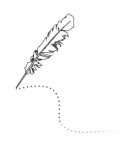

科学技术文献出版社
SCIENTIFIC AND TECHNICAL DOCUMENTATION PRESS
·北京·

图书在版编目（CIP）数据

鼻口腔相关外科学张庆泉2021观点 / 张庆泉著. —北京：科学技术文献出版社，2021.8
ISBN 978-7-5189-8106-9

Ⅰ . ①鼻… Ⅱ . ①张… Ⅲ . ①耳鼻咽喉科学—外科学 ②口腔颌面部疾病—口腔外科学 Ⅳ . ① R762 ② R782

中国版本图书馆 CIP 数据核字（2021）第 145508 号

鼻口腔相关外科学张庆泉2021观点

策划编辑：胡 丹 责任编辑：胡 丹 责任校对：张永霞 责任出版：张志平

出 版 者	科学技术文献出版社
地 址	北京市复兴路15号 邮编 100038
编 务 部	(010) 58882938，58882087（传真）
发 行 部	(010) 58882868，58882870（传真）
邮 购 部	(010) 58882873
官 方 网 址	www.stdp.com.cn
发 行 者	科学技术文献出版社发行 全国各地新华书店经销
印 刷 者	北京地大彩印有限公司
版 次	2021 年 8 月第 1 版 2021 年 8 月第 1 次印刷
开 本	710×1000 1/16
字 数	152千
印 张	16.5 彩插12面
书 号	ISBN 978-7-5189-8106-9
定 价	128.00元

序 一
Preface 1

韩启德

欧洲文艺复兴后，以维萨利发表《人体构造》为标志，现代医学不断发展，特别是从 19 世纪末开始，随着科学技术成果大量应用于医学，现代医学发展日新月异，发生了根本性的变化。

在过去的一个世纪里，我国现代化进程加快，现代医学也急起直追。但由于启程晚，经济社会发展落后，在相当长的时期里，我国的现代医学远远落后于发达国家。记得 20 世纪 50 年代，我虽然生活在上海这个最发达的城市里，但是母亲做子宫切除术还要到全市最高级的医院才能完成；我患猩红热继发严重风湿性心包炎，只在最严重昏迷时用过一点青霉素。20世纪60—70年代，我从上海第一医学院毕业后到陕西农村基层工作，在很多时候还只能靠"一根针，一把草"治病。但是改革开放仅仅30多年，我国现代医学的发展水平已经接近发达国家。可以说，世界上所有先进的诊疗方法，中国的医师都能做，有的还做得更好。更为可喜的是，近年来我国医学界开始取得越来越多的原创性成果，在某些点上已经处于世界领先地位。中国医师已经不再盲从发达国家的疾病诊疗指南，而能根据我们自己的经验和发现，根据我国自己的实际情况制定临床标准和规范。我们越来越有自己的东西了。

要把我们"自己的东西"扩展开来，要获得越来越多"自己的东西"，就必须加强学术交流。我们一直非常重视与国外的学术交流，第一时间掌握国外学术动向，越来越多地参与国际学术会议，有了"自己的东西"也总是要在国外著名刊物去发表。但与此同时，我们更需要重视国内的学术交流，第一时间把自己的创新成果和可贵的经验传播给国内同行，不仅为加强学术互动，促进学术发展，更为学术成果的推广和应用，推动我国医学事业发展。

我国医学发展很不平衡，经济发达地区与落后地区之间差别巨大，先进医疗技术往往只有在大城市、大医院才能开展。在这种情况下，更需要采取有效方式，把现代医学的最新进展以及我国自己的研究成果和先进经验广泛传播开去。

基于以上考虑，科学技术文献出版社精心策划出版《中国医学临床百家》丛书。每本书涵盖一种或一类疾病，由该疾病领域领军专家撰写，重点介绍学术发展历史和最新研究进展，并提供具体临床实践指导。临床疾病上千种，丛书拟以每年百种以上规模持续出版，高时效性地整体展示我国临床研究和实践的最高水平，不能不说是一个重大和艰难的任务。

我浏览了丛书中已经完稿的几本书，感觉都写得很好，既全面阐述了有关疾病的基本知识及其来龙去脉，又介绍了疾病的最新进展，包括笔者本人及其团队的创新性观点和临床经验，学风严谨，内容深入浅出。相信每一本都保持这样质量的书定会受到医学界的欢迎，成为我国又一项成功的优秀出版工程。

《中国医学临床百家》丛书出版工程的启动，是我国现代医学百年进步的标志，也必将对我国临床医学发展起到积极的推动作用。衷心希望《中国医学临床百家》丛书的出版取得圆满成功！

　　是为序。

作于 2016 年 5 月　北京

序 二
Preface 2

张东升　潘新良

　　医学科学紧跟现代科技的发展，各专业领域在快速融合。作为医学临床工作者，我们只有在工作中不断地探索研究，才能紧跟世界潮流，不落后于时代科技的快速发展。

　　临床医学是一门实践性很强的科学，始终在创新、否定、拓展的循环下前进。由于鼻内镜微创技术的发展，诸多内镜微创技术正在蓬勃发展，耳鼻咽喉科与诸多同其解剖部位毗邻的学科的疾病诊治也有了很大变化，如鼻眼相关外科的经典手术就有经鼻的鼻内镜下泪囊手术、鼻内镜下视神经减压手术；鼻颅底相关外科的经典手术有经鼻的鼻内镜下脑脊液鼻漏修补技术等，采取这些术式的手术均获得了很好的临床效果，鼻眼相关外科专业和鼻颅底相关外科专业的临床学科也在诸多医院相继成立，有的挂靠于耳鼻咽喉科、有的挂靠于眼科，其主要工作内容就是开展经鼻的鼻内镜微创手术。

鼻部的近邻——口腔上颌骨的诸多相关疾病的微创手术变化始于囊肿类手术的开展。张庆泉教授在经唇部、腭部进路手术中发现了很多的难点，继而进行了临床的探索研究，最早对腭正中囊肿进行了鼻内开窗引流，其相关内容发表在1992年的《中华耳鼻咽喉科杂志》上。后来他带领团队利用鼻内镜技术开展了对上颌骨的各种囊肿的鼻内开窗手术治疗，取得了很好的临床效果。他将这些经验在全国学术会议中分享，并发表在多本期刊上，还出版了专著、进行了科研立项。

鼻眼相关疾病的研究由卜国铉教授率先开展；鼻颅底相关疾病的研究由张秋航等教授倡导；张庆泉教授在20世纪80年代开展鼻口腔相关疾病的研究工作，后来吉林科学技术出版社出版了其《鼻相关外科学》这本专著。目前鼻口腔相关疾病在国内临床开展的研究较多，鼻口腔相关外科这一理念逐步建立，技术也逐渐成熟，有了许多详尽的报道，相信在今后的医学研究中会发展得越来越好。

　　张庆泉教授联合他曾经工作过的诸多医院的耳鼻咽喉科医疗团队和口腔颌面外科相关科室，将多年来深入研究的多学科协作诊疗成果，利用科学技术文献出版社"中国医学临床百家"这个项目平台展现给广大同胞。这种将临床成果结合国内外研究资料联合汇集成书，表达个人和团队观点的形式值得赞赏和发扬。

　　本书的出版为耳鼻咽喉头颈外科、口腔颌面外科医务工作者及其他相关科室的人员提供了新技术的专业参考。相信对耳鼻咽喉头颈外科、口腔颌面外科、种植科、正畸科等专业的发展亦有所帮助。

　　以上寥寥数语，仅作序言。

山东省立口腔医院院长　张东升

山东大学齐鲁医院（青岛）副院长　潘新良

2021 年 3 月 28 日

序 三
Preface 3

柳忠豪

　　医学各个专业既有分工，又有配合，如联合研究课题和开展项目攻关，解剖部位毗邻的学科更是如此。口腔科联系最紧密的学科就是耳鼻咽喉科，其次是眼科，之后是颈部外科、颅底外科等。各个解剖部位既然互相毗邻，有些临床功能也便互相交叉，有些疾病也就互相影响，因此，各个学科疾病的诊断治疗也会互相交叉，那就有互相配合的空间和联合诊治的条件。

　　口腔颌面外科、种植科等口腔各专业常涉及鼻部，鼻腔的底部、鼻中隔的底部、上颌窦的底部直接与上颌骨、牙槽骨、腭骨等紧密相连，疾病的互相累及和功能的影响便出现了，如上颌骨囊肿累及鼻腔的底部就有鼻塞出现，上颌窦炎影响到牙齿的根尖就可以引起根尖炎进而发生牙痛，同样根尖炎也可以引起牙源性上颌窦炎等，继而诊断治疗交汇了。

多年来，相关专业的学科如何融合发展、如何互相配合诊断和治疗，是我们烟台市口腔医院一直思考研究的课题，但是学科之间如何交流、如何联合诊治、如何联合手术，我们一直在探索。张庆泉教授多年来一直在进行鼻口腔相关疾病的研究，这与我们的目标不谋而合，所以我们邀请他来到我院，成立了耳鼻咽喉科及口鼻外科，这两个紧密联系的科室开展了天衣无缝的合作，口鼻外科联合诊疗模式初步形成。近 1 年的时间，很多耳鼻咽喉科和口腔颌面外科共同的疾病得到了有效治疗，不但使患者受益，也减轻了社会负担、降低了医疗成本，取得了良好的社会效益。相关的手术也由两个专业医师同台操作，患者得到了优良的诊疗服务。

在合作中，我们深深体会到，我们的工作要为解除患者的疾苦而着想和展开，要为社会的需求而考虑和设计，要为邻近疾病的同期治疗而进行专业合作，把党的温暖通过我们的双手传递到患者身上。

祝贺本书顺利出版，感谢各位专家对我们工作的支持，感谢参与编写工作的各位同道们的辛苦付出，感谢科学技术文献出版社的支持！希望口鼻相关学科的工作越来越好，造福于人民。

烟台市口腔医院院长　柳忠豪

2021 年 3 月 28 日

序 四
Preface 4

杨　军　解祥伟

　　人们对疾病的认识随着科技的发展而不断更新，医务工作者不仅要有扎实的医学基础知识，更要不断更新自己的科学知识，不断进行临床探索，不落后于时代的发展。

　　《鼻口腔相关外科学张庆泉2021观点》是张庆泉教授经过40余年的临床探索，收集多年的资料，与多家医院团队不同专业的医务人员共同努力编撰完成的。也是以烟台市口腔医院为主，烟台毓璜顶医院芝罘分院、烟台毓璜顶医院为辅，3家医院耳鼻咽喉科、口腔颌面外科、种植科、正畸科等合作完成的专业著作，值得祝贺。

　　张庆泉教授在2016年8月受烟台毓璜顶医院的委派到烟台毓璜顶医院芝罘分院工作；在2020年5月受烟台市口

腔医院的邀请组建耳鼻咽喉科，成立口鼻外科，在近1年的工作中，他带领的团队配合口腔颌面外科、种植科、正畸科等科室开展了诸多的鼻口腔相关疾病的手术治疗及会诊工作，使科室合作逐步走向正规。

张庆泉教授在多年的临床工作中，对鼻口腔相关系列疾病进行了深入的研究，取得了可喜的临床成果，在科学技术文献出版社的大力支持下，完成此书，奉献给全国耳鼻咽喉科、口腔颌面外科、种植科、正畸科、头颈外科、影像科等诸多专业的医务人员，希望能对边缘学科的临床工作起到借鉴提醒的作用，使相关医务人员有所裨益。

本书得到了耳鼻咽喉头颈外科、口腔颌面外科、种植科专家的支持和指导，我们各医院的工作也有赖于全国各位专家的支持和帮助，在此，对支持我们工作的各位专家表示衷心的感谢。

希望我们医院能够以此为契机，不仅抓好临床工作的开展，还能做好临床医学的研究，医务人员不仅是好的临床医师，还是优秀的科技工作者。

烟台毓璜顶医院院长　杨　军

烟台毓璜顶医院芝罘分院院长　解祥伟

2021 年 3 月 28 日

作者简介
Author introduction

　　张庆泉，山东栖霞人。主任医师、二级教授、硕士研究生导师。享受国务院政府特殊津贴专家。原任烟台毓璜顶医院耳鼻咽喉头颈外科科主任、教研室主任、学科带头人；现任烟台市口腔医院和烟台毓璜顶医院芝罘分院院长助理，耳鼻咽喉头颈外科学术带头人、首席专家。

　　中华医学会耳鼻咽喉头颈外科学分会嗓音学组委员；中国艺术医学协会耳鼻咽喉科分会常务委员；中国中西医结合学会耳鼻咽喉科专业委员会原常务委员、现任嗓音专业委员会常务委员；中国医师协会睡眠医学专业委员会委员；中国研究型医院协会睡眠医学分会委员；山东省医学会耳鼻咽喉头颈外科学分会原副主任委员，现任顾问；山东省医师协会耳鼻咽喉科分会原副主任委员；山东中西医结合学会睡眠医学专业委员会原副主任委员。《中华医学杂志》《中华医学杂志（英文版）》专业审稿人；《中华耳鼻咽喉头颈外科杂志》《中华耳科学杂志》

《中国耳鼻咽喉头颈外科》《中国中西医结合耳鼻咽喉科杂志》编委；《中国医学文摘耳鼻咽喉科学》常务编委；《山东大学耳鼻喉眼学报》原副主编，现编委。

先后开展了舌根、舌体、舌骨手术治疗重度阻塞性睡眠呼吸暂停低通气综合征（obstructive sleep apnea hypopnea syndrome，OSAHS）系列手术；各种喉癌喉部分切除术及喉功能重建术；鼻中隔发育及其疾病的系列研究；各种气管疾病的序列治疗研究；耳、鼻、头颈肿瘤切除后的各种整复技术；茎突综合征不同类型疾病的系列研究等50余项新技术方法。其中"舌骨悬吊手术录像"被列为全国六大OSAHS多中心研究课题之一；"多平面手术治疗OSAHS的研究"等9个项目获得山东省科技进步奖二等奖、三等奖；"鼻中隔发育及疾病的系列研究"等18个项目获得山东省医学科技进步奖和烟台市科技进步奖一等奖、二等奖、三等奖。共发表学术论文300余篇，其中14篇发表在SCI收录期刊。主编《睡眠呼吸暂停低通气综合征外科技术》等9部专业著作，参编16部学术著作。所带领的烟台毓璜顶医院耳鼻咽喉头颈外科获得山东省特色专科和省临床重点专业荣誉。在烟台毓璜顶医院130年院庆之际，被授予卓越贡献奖和杰出英才奖。

2016年8月受烟台毓璜顶医院委派，到烟台毓璜顶医院芝罘分院进行帮扶工作，近 5 年来带领耳鼻咽喉科团队开展了 30 余项新技术项目，喉部微创技术的成果获得山东省医学科技进步奖 1 项，鼻口腔相关外科学的临床应用获得山东省心功能研究会基层创新二等奖 1 项，穿刺性气管插管专利获得山东省区域二等奖 1 项、山东省保健协会结题三等奖 1 项。获得山东省医学计划课题和烟台市计划课题各 1 项。发表学术论文 60 余篇，其中 1 篇发表在 SCI 收录期刊，在中华医学会系列期刊发表论文 8 篇，在核心期刊发表论文 12 篇，被中国临床案例成果数据库收录 8 篇。耳鼻咽喉科室也成为烟台毓璜顶医院芝罘分院唯一的烟台市重点专业科室。

2020 年 5 月到烟台市口腔医院创建耳鼻咽喉科，成立了口鼻外科，配合口腔颌面外科、种植科、正畸科等科室开展了相关口鼻疾病的联合治疗、经鼻的各种上颌骨囊肿手术。同中华医学会中国临床案例成果数据库联合出版《口鼻相关外科手术系列视频》，现已出版 3 期，后续系列工作正在开展；计划再出版《畸形异位牙系列报道》《鼻中隔偏曲与鼻甲的相关发育系列报道》等。

曾获得全国五一劳动奖章、中国医师奖、山东省先进工作者、省市有突出贡献的中青年专家、省市十佳医师等 20 余项荣誉称号。

前 言
Foreword

　　医学科学技术的发展随着现代科技的前进而前进，医务工作人员也投身到医学科学飞速发展的洪流之中，推动着各种疾病诊断治疗技术的创新。耳鼻咽喉头颈外科的进步和发展也每时每刻都在进行之中，我们各个医院该科室的发展就体现了这一鲜明特点。

　　医学各学科的界线比较明确，这对疾病治疗是有好处的，可以使医务人员专注于本专业疾病的深入研究。但是也有其不足，即对边缘及交叉学科疾病的研究相对欠缺，如鼻腔鼻窦及其相邻的上颌骨、牙槽骨、腭骨、牙齿等，由于专业的划分和疾病原有诊疗模式的固定存在，限制了疾病治疗的发展。例如，上颌骨囊肿既可以向唇部、腭部膨胀发展，也可以向鼻底和上颌窦底膨胀发展，若按照专业划分应该属于口腔的诊治范畴，可是如果囊肿主要突入到鼻底和上颌窦内，口腔专业从口内进行手术就有很大的难度，也给患者带来了饮食、生活和社交的困难，这是亟待解决的边缘学科难题。

近年来，由于鼻内镜技术的发展，很多微创技术正在蓬勃开展，边缘学科疾病治疗的方法也有了变化。最明显的就是经鼻的鼻内镜下泪囊手术、视神经减压术、脑脊液鼻漏修补技术获得了很好的临床效果，诸多的研究也相继问世，鼻眼相关外科学和鼻颅底相关外科学相继成立，有的挂靠于耳鼻咽喉科、有的挂靠于眼科，都是主攻经鼻的鼻内镜微创手术。

相对于鼻眼相关学科、鼻颅底相关学科，鼻部邻近的口腔上颌骨诸多相关疾病的微创手术开展稍有延迟。我在二十世纪七八十年代跟随老一代专家开展相关的上颌骨囊肿经唇部、腭部进路手术，发现了很多难点和问题。有一次在进行腭正中囊肿的手术时，患者出现了口腔鼻腔瘘，后续的处理很是困难，几经奋斗才修补成功，这也提醒我们要进行其他手术进路的临床探索和研究。后来在另一个腭正中囊肿的手术时，我们用常规器械将鼻底黏膜进行了切除，形成了鼻内引流，效果很好。之后我们引进了鼻内镜设备开展了各种上颌骨囊肿的手术，逐渐在各级学术会议上交流手术体会、在各种期刊发表文章、出版专著、开展更深入的科学研究。经过全国同道的共同探索，鼻口腔相关外科理念逐步建立、技术逐步成熟，也在临床开始推广使用。

编撰此书，参阅了国内外近几年的大量文章，发现国内对于鼻口腔相关疾病的研究已经日益深入，而国外的临床工作却仍主要行唇内和腭部进路，即大腭瓣手术，偶有鼻内镜手术的报道，但相较于国内的研究还有差距。

本书得到了烟台市口腔医院、烟台毓璜顶医院芝罘分院、烟台毓璜顶医院领导的大力支持和帮助，烟台业达医院、龙矿中心医院、文登整骨医院、荣成市人民医院、蓬莱市人民医院等诸多医院的耳鼻咽喉科、口腔颌面外科同道参与了编写工作，尽管命名是我的观点，但也与大家的参与和支持密不可分，在此特向支持书籍编写工作的烟台市口腔医院、烟台毓璜顶医院、烟台毓璜顶医院芝罘分院的各位领导和同道致谢。

本书由山东省立口腔医院的张东升院长、山东大学齐鲁医院（青岛）的潘新良副院长、烟台市口腔医院柳忠豪院长、烟台毓璜顶医院杨军院长、烟台毓璜顶医院芝罘分院解祥伟院长等作序，他们给予了本书很大的支持。再次表示感谢。

科学技术文献出版社的大型出版项目——中国医学临床百家，策划出版全国知名专家的个人观点丛书，为我们提供了向国内外口腔颌面外科、耳鼻咽喉头颈外科同道展现系列研究成果的机会，对各位编辑的辛勤努力表示感谢。

　　该书籍的编写没有固定的格式，参考文献不一定齐全，结合我们的病例和国内外的报道，做了深入的探讨，表达了我们对于鼻口腔相关外科学的观点。限于本人的水平，可能有缺点或引用理解不当，敬请同道们批评指正。

2021 年 3 月 28 日

目 录

Contents

基础篇

鼻腔鼻窦与口腔的解剖毗邻关系是十分紧密的，骨组织、软组织、黏膜组织互相连接、嵌接和融合。下文简单介绍连接结构的相关解剖。

1. 鼻腔与口腔相关解剖

鼻腔自前鼻孔开始向后经后鼻孔、鼻咽部及口咽部与口腔相通，鼻窦中主要是上颌窦与口腔关系密切。这些部位基本是由被鼻腔鼻窦及口腔的黏膜覆盖的骨质隔离，有血管、神经、淋巴穿行其中。

鼻腔底部的骨质性质极其坚硬，前 2/3 为上颌骨的腭突，后 1/3 为腭骨的水平部分，左右两侧于中线部连接，形成上颌骨的鼻嵴及腭骨的鼻嵴，均与鼻中隔的犁骨下缘相接。上颌骨后缘与腭骨水平部前缘相接处的骨缝为腭横缝。前端的左右尖牙连线与腭中线的交点为腭前孔，也为切牙管，内有鼻腭神经通过，表面有梭形的腭乳头覆盖，腭乳头即为鼻腭神经阻滞麻醉的注射标志，前牙缺失时，以唇系带为准，越过牙槽嵴向后0.5 cm 即为腭乳头（图 1）。

后方两侧有腭大孔，解剖位置应在上颌第三磨牙腭侧龈缘至腭中线的中外 1/3 交界处，内走腭大动脉、静脉和腭前神经（腭大神经）等。腭骨水平部上面凹而光滑，

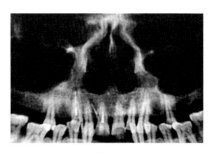

图 1　鼻腔底部与牙槽骨的关系（烟台市口腔医院）

其下面则稍粗糙。腭骨后缘中央两侧骨交接处呈尖状隆起，名为鼻嵴，为软腭各肌肉的重要附着处。

（张庆泉　柳忠豪）

2. 上颌窦与口腔相关解剖

上颌窦的底壁前部为上颌骨的牙槽突，若发育良好则第一、第二前磨牙及第二前磨牙根均位于此壁内，与上颌窦之间仅以薄薄的骨壁相隔；若有骨质缺损，牙根可直接与上颌窦黏膜相连，极易引起窦内的感染（图 2）。

第三单尖牙与上颌骨的关系紧密，因根尖居于牙槽骨内，其发育的

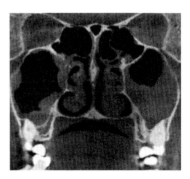

图 2　上颌牙齿与上颌窦的关系（烟台市口腔医院）

特点就是根尖外侧的骨壁较薄，此处也可有骨缺损，致使根尖露于上颌骨骨膜之下，如果第三单尖牙发生根尖炎，则可引起鼻旁的感

染甚至瘘管。

如前所述，第一、第二前磨牙与上颌窦的关系也比较密切，尤其是第一前磨牙，有时牙根可以直接与上颌窦的黏骨膜相接触。耳鼻咽喉科在诊断和治疗上颌窦疾病时要极其注意牙齿的症状和体征。

上颌窦的前壁有眶下孔，其内有眶下动脉、静脉及眶下神经通过。三叉神经二支沿途发出的主要分支为腭前神经、鼻腭神经、上牙槽后神经、上牙槽中神经、上牙槽前神经，终末支为眶下神经，主要支配上颌骨、上颌牙和牙周膜等软、硬组织的感觉及面前眶下区软组织的感觉。

鼻腔底及上颌窦底的黏膜为鼻腔鼻窦黏膜的延续。口腔唇龈沟、腭部的黏膜为口腔局部黏膜的延续。

（张庆泉　柳忠豪）

3. 鼻中隔的组成及与口腔的相关解剖

鼻腔的内侧壁也就是鼻中隔，由骨和软骨组织构成，表面覆盖黏膜，上接外鼻与前颅底，下邻牙槽骨和腭骨（图3）。

骨部与软骨部：鼻中隔的前上角有鼻骨嵴、额嵴和鼻骨后上部增厚的鼻骨突起；中部为筛骨正中板的全

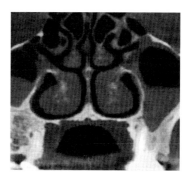

图3　鼻中隔与腭骨的毗邻关系
（烟台市口腔医院）

部；后上有犁骨和蝶嘴；下部有上颌骨鼻嵴和腭骨的鼻嵴。以上各骨部连接后，前下部分呈现一个较大的三角形切迹，为鼻中隔软骨的附着处。此切迹的后部为犁骨的游离缘，前下部犁骨和鼻中隔软骨之间有一较小条状或近三角形的犁鼻软骨，鼻中隔表面有多条神经、血管所经行的小沟槽，其中一条较为显著的沟槽为鼻腭神经的进路。

各骨部、软骨部的分述如下。

额嵴：为额骨前下部细而致密的骨嵴，其根部与额骨相接处较厚，此嵴位于鼻骨的后上方，有支持鼻骨的作用。

鼻骨嵴：两侧鼻骨与额骨相接处的上部，其基底部广而坚实，为鼻中隔前上角的一小部分。

筛骨正中板：由筛骨（筛状板）的水平部分的下面，直接向下伸直的坚实的薄骨板，为构成鼻中隔骨部的主要部分。筛骨正中板呈多边形，其上缘与额嵴和鼻骨嵴相连接，前下缘稍厚，与鼻中隔软骨的上缘相接。后缘上部分与蝶嘴相接，下部分与犁骨连接。筛骨正中板表面光滑，上部分以筛骨水平部（筛状板）相接，其上有多条向下的小沟，为嗅神经的通路。

蝶嘴：为大小不一致的刀刃状薄骨片，位于蝶骨体前下面的正中线，由上而下与筛骨正中板、犁骨相连接。

犁骨：因为形状如犁而得名，属于膜成骨，至成年骨化始完成。位于蝶骨之下，其上缘与蝶嘴相接，后缘为游离缘，为鼻中隔的后界。其上端在蝶骨体之下有两个鱼鳞状薄骨，早在胚胎期即出现。犁骨的下缘右前向后与上颌骨的鼻嵴及腭骨的鼻嵴相连接，前缘的上半部与筛骨正中板相接，下半部则与鼻中隔软骨相连接。犁骨的左右两面较为光滑，略呈不规则的四边形，由后上至前下部有一斜沟，名鼻腭沟，为鼻腭神经及血管的通行之处。

鼻中隔软骨：为鼻中隔的主要组成部分，呈不规则的四边形，位于筛骨正中板与犁骨之间。前上缘伸入两侧鼻软骨内侧缘之间；前下缘前部夹于两大翼软骨内侧脚之间，为鼻小柱的前段；前下缘后部的后端附着于上颌骨前鼻嵴，为鼻小柱的后段；后上缘牢固地附着于筛骨正中板，下缘由后向前与犁骨前上缘、犁鼻软骨及上颌骨前鼻嵴相接。鼻中隔前下缘及鼻小柱为鼻中隔的能动部分。

鼻口腔相关疾病与鼻中隔的关系关键在于鼻中隔下部与上颌骨、腭骨的连接，如前部鼻中隔软骨、犁鼻软骨、犁骨等均嵌于上颌骨、腭骨的鼻嵴，这与疾病的发生及发展有关。

鼻中隔各部覆盖骨膜及软骨膜，彼此相连接处又有坚韧的结缔组织连接。黏膜下层与骨膜、软骨膜亦通过结缔组织紧密连接，不易分离。

（张庆泉　柳忠豪　王春雨　于海利　孙岩）

参考文献

1. 《耳鼻咽喉科学》编写组. 耳鼻咽喉科全书-鼻科学. 上海：上海人民出版社，1977.

2. 张庆泉，宋杰，毛成艳，等. 鼻相关外科学. 长春：吉林科学技术出版社，2004.

3. 周树夏. 口腔颌面外科手术学. 2版. 北京：人民军医出版社，2004.

诊断篇

鼻口腔相关疾病的诊断包括常规诊断、内镜诊断和影像学诊断：常规诊断是诊断的基础；内镜诊断是深入细致的进一步诊断；而影像学诊断则是常规检查和内镜检查所不能替代的，只有 3 项诊断齐全，诊断才能够全面，方不至于诊断偏颇，下面将 3 种诊断方法进行重点阐述。

4. 鼻口腔相关疾病的常规诊断

鼻口腔相关疾病的常规诊断包括问诊、视诊、触诊及前鼻镜检查等。

问诊：牵扯到鼻口腔相关疾病的常规问诊应该涉及口腔、耳鼻咽喉科的相关知识，所以应该多方面地询问，如鼻部、上唇、腭部、面颊有无疼痛、麻木、酸胀等感觉；牙齿有无疼痛、松动、感觉异常、冷热刺激如何等；鼻内有无鼻塞、流涕、胀闷感、疼痛感等。

视诊：主要观察鼻部、上唇的色泽变化，如皮肤、黏膜是否变暗、变蓝或蓝褐色；外鼻及鼻翼、上唇及唇龈沟、腭部有无隆起，鼻前庭内有无双侧或单侧隆起等。唇内的检查主要观察黏膜有无隆起、黏膜色泽的变化。颜色呈暗蓝色预示着囊肿已经较大，骨质破坏吸收较重，一般情况下此时唇部的隆起就比较重了。腭部的黏膜较厚，即使有了局部的隆起，色泽的改变也较少，若色泽可能发生改变，此时鼻内的隆起已经很重了，鼻塞也就出现了。

触诊：鼻部、上唇部、腭部的常规触诊很重要，有时决定着疾病的第一诊断，也可初步判断疾病的不同分期。例如，鼻腭囊肿的鼻部、上唇、腭部的隆起，尽管在病变进展的早期局部有隆起，但是因为骨质较硬，所以隆起是硬的；病变进展后，局部骨质压迫吸收变薄，触诊可有乒乓球样感觉；病情进一步发展，隆起局部仅存黏骨膜，可有触软的感觉，触诊也可略感迟钝。

前鼻镜检查：所有鼻部疾病最基础的检查（图4），所以绝对不可因为目前其他先进技术的发展而废用，鼻前庭部分是鼻部唯一能移动的部分，可以自主扩张，也可被动扩张，所以给鼻镜检查创造了条件。鼻镜检查前，先用手抬起鼻尖，观察鼻前庭的改变，也可以用

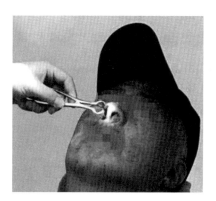

图4　常规前鼻镜检查（烟台芝罘医院）

鼻镜撑开鼻前庭，鼻镜在鼻前庭内转动，以观察各个壁，这时要注意鼻前庭囊肿和球上颌囊肿，两者可以致使鼻前庭外下壁隆起，可

以轻轻地用探针触诊。然后鼻镜伸至鼻阈外侧，扩张前鼻孔，观察鼻腔的情况，尤其要注意鼻底和下鼻道外侧壁及整个鼻腔外侧壁，腭正中囊肿要注意观察鼻底，尤其是近鼻中隔的底部，观察有无隆起，可以用探针触诊，也可穿刺抽液检查。

（张庆泉　孙岩　于伟）

5. 鼻口腔相关疾病的鼻内镜诊断

鼻内镜分为硬质鼻内镜及软质鼻内镜，两种内镜检查各有特点，可以根据医院条件设备、医师的习惯及病情的需要等选择使用。

5.1 硬质鼻内镜检查

系统组成：一般一套完整的鼻内镜系统由各种鼻内镜、显示系统、摄像系统、打印系统、冲洗吸引系统组成。鼻内镜包括 0°、30°、70°、120° 等 4 种视角镜，镜长 20 cm，直径有 2.7、3.0 及 4.0 mm。

检查前准备：向患者讲清检查的性质和需要患者配合的工作。先使用 1% 丁卡因麻黄素液鼻腔喷雾或棉片收敛鼻黏膜，按照顺序部位依次检查。对高血压、心脏病患者要注意观察。

检查法：通常先使用 0° 鼻内镜进入鼻阈处，首先观察下鼻甲、下鼻道、鼻中隔，从鼻底和下鼻道进入，从前向后检查，到鼻腔后部，观察有无鼻底和下鼻道的隆起（图 5）。可以一起将鼻咽部检查完成。此时注意下鼻道前端的鼻泪管开口，下鼻道后端的血管，鼻咽部有无肿块、溃疡等。尤其要注意鼻底和下鼻道的隆起。

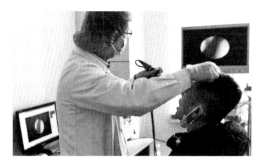

图 5　鼻内镜检查（烟台芝罘医院）

然后再抽回鼻内镜，也可换用 30° 或 70° 镜，由前向后观察中鼻甲、中鼻道，也可以一直向后观察鼻咽部侧壁。观察中鼻道时要注意观察额窦、前组筛窦、上颌窦开口。

最后可以使用 70°、2.7 mm 镜观察上鼻甲、上鼻道、嗅裂、蝶筛隐窝等部位。此时注意后组筛窦、蝶窦开口。后鼻孔及周围可以在此时检查。

行此种检查时，要注意鼻窦开口的变化或手术后的改变，确定脑脊液鼻漏的部位、鼻出血的部位，鼻部、鼻咽部肿块的部位或外观改变，可以同时进行鼻出血的止血治疗及钳取肿块组织行活检。

鼻窦镜的检查：此种检查属于有创检查，目前一般要进入手术室进行，不在此赘述（图 6）。

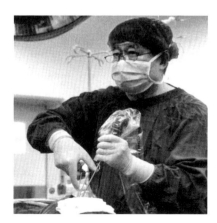

图 6　有创鼻窦镜检查（烟台芝罘医院）

5.2 软质鼻内镜的检查

电子纤维鼻内镜的管径很细，可以在表面麻醉下经前鼻孔进入鼻腔，检查中可以任意弯曲鼻内镜，很好地观察各个鼻窦的开口，进入中鼻道、半月裂、钩突、筛漏斗，对于鼻窦开口较大或手术后的患者，软质鼻内镜可以经开口和造口处直接进入鼻窦内进行检查有独特的优势。目前大部分医院均采用电子纤维喉镜或纤维喉镜进行此项检查，纤细的电子纤维喉镜可以一机多用，方便快捷，临床实用（图 7）。

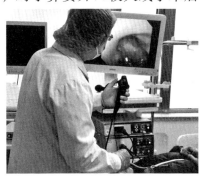

图 7　电子纤维鼻内镜检查（烟台芝罘医院）

（张庆泉　于伟　王永福）

6. 鼻口腔相关疾病的影像学诊断

影像学诊断在鼻口腔相关疾病的诊断中占据重要地位，内容涵盖了两个学科的拍摄部位、投照方法与诊断观察，鼻部摄片和口腔摄片各自有其特点，有的也互相融合，分别进行叙述。

鼻口腔相关疾病的影像学检查包括 X 线平片检查、体层摄像检查、CT 检查、MRI 检查、造影检查等。

6.1 X 线平片检查

X 线平片检查是耳鼻咽喉科、口腔颌面外科医学影像检查最常用的方法，影像空间分辨率高，包括多个部位、多种方法的拍摄，其共用的拍摄位置是耳鼻咽喉科的鼻颏位的鼻腔鼻窦拍片，很好地兼顾了上颌骨的观察；口腔颌面外科的 X 线头影测量片不仅观察了上、下颌骨的结构，也兼顾了鼻腔、鼻咽部、上颌窦的侧位，其他的颧骨颧弓位片、颅底位片也可以互相借用。但是不论何种拍片，都要以下列定位标志线为投照依据。

（1）定位标志线。听眶线：外耳孔与同侧眶下缘的连线。听眦线：外耳孔与同侧眼外眦的连线。听鼻线：外耳孔与同侧鼻翼下缘的连线。听口线：外耳孔与同侧口角的连线。听眉线：外耳孔与同侧眉尖的连线。

（2）鼻颏位片。又称华特位拍片，拍摄时患者面向暗盒，头部的正中矢状面与暗盒垂直，并与暗盒中线重合，头后仰，听眦线与胶片呈 37° 角，鼻根对准暗盒中心。中心线经鼻根部垂直射入胶片中心，焦点–胶片距离为 100 cm。鼻尖与颏部贴近暗盒就是鼻颏位。

鼻颏位拍片主要是观察鼻腔鼻窦，特别是上颌窦的情况，出现上颌骨囊肿、肿瘤或外伤、炎症时常用影像学检查，特别是在基层医院也常规使用，双侧上颌窦清楚地显示于眼眶之下，呈现倒置的三角形状，颞骨的岩部投影于上颌窦底的下方，不影响上颌窦病变的观察。也能清楚地显示上颌骨的病变。

（3）颧骨后前位片。又称铁氏位片，拍摄时听眦线与暗盒呈 30° 角，下颏部紧靠暗盒中心下方 1 cm 处，中心线向足侧倾斜 10° ～ 15° 角，对准头顶部射入暗盒中心处，其他条件同鼻颏位片。颧骨后前位片观察鼻腔外下呈倒置的三角形低密度影像为上颌窦，上颌窦外下壁与喙突之间的间隙为颌间间隙。

（4）颅底位片。又称颏顶位，拍摄时患者的正中矢状面与暗盒垂直并与暗盒中线重合，听眶线与暗盒平行。暗盒上缘超出前额部 5 cm，下缘超出枕外隆突。中心线经两侧下颌角连线中点垂直射入胶片中心，焦点 – 胶片距离为 100 cm。此片位置可以显示颅底轴位影像，颞骨岩部呈八字形显示于颅中窝处，位于枕骨大孔前外方。其内显示内耳道；颞骨岩锥前外依次可见破裂孔、卵圆孔和棘孔。枢椎齿突影像位于枕骨大孔内，双侧颧弓可以同时显示。该位置主要显示上颌骨或上颌窦肿瘤累及颅底或上颌骨外伤累及颅底的状态。

（5）X 线头影测量片。源于人类对颅骨的测量研究。1931 年头颅固位装置的问世，保证了 X 线 – 患者 – 胶片位置关系的可重复性，实现了头颅侧位的标准化投照，使口腔颌面部结构的准确测量和对照研究成为可能。

投照 X 线头影测量片的设备包括 X 线源、头颅固位装置、胶片暗盒和持片架，目前许多曲面体层机带有头颅固位装置，可以投照头影测量片。

将头颅固位装置两侧耳塞放入患者外耳道内，头矢状面与地面垂直，并与暗盒平行，听眶线与地面平行。患者轻轻咬在正中颌位。X 线垂直于患者头矢状面投照。投照正位时，患者体位于投照侧位完全相同，只是将头颅定位装置转动 90°，患者面向暗盒即可。

X 线头影测量片用于分析颅颌面部生长发育，错颌畸形的诊断、治疗等。定位头颅后前位可以显示冠状位信息，有助于观察颅面部结构的对称性，主要用于口腔正畸、正颌外科。耳鼻咽喉科可以利用该照片观察上颌窦后部、翼腭窝、鼻咽部、舌后间隙，对于上颌窦病变累及翼腭窝或腭部有很好的辅助诊断作用。

6.2 体层摄影检查

因为行 X 线检查时人体三维结构呈重叠平面像，所以体层摄影检查是指将需要的平面清楚地显示，而非显示层面模糊的摄影方法。口腔颌面部常用的体层摄影检查方法包括上颌侧位体层、上颌后前位体层、全口曲面体层等。目前平片体层摄影已经多数被 CT 检查代替。

（1）全口曲面体层片。投照时患者颏部置于颏托正中，前牙咬合在咬合板槽内，头矢状面与地面垂直，听眶线与听鼻线的分角线与地面平行，用额托和颞夹固定头部，将装好胶片的暗盒固定在胶片架上，开始投照。

（2）上颌骨位曲面体层片。患者听眶线与地面平行，其余体位同全口曲面体层片。

（3）下颌骨位曲面体层片。下颌骨位曲面体层片与本书无临床关系，故略。

曲面体层片可以同时显示双侧上颌骨、下颌骨及全口牙列，也可以显示上颌窦的大部分，可以掌控因为上颌骨、牙槽骨的病变对鼻腔、上颌窦影像的变化，常用于观察多发病变、范围较大的病变，颌面骨病变的筛查（图8）。现在部分曲面体层机可进行与颌骨长轴垂直方向的轴位体层，多用于种植放射学的检查与研究。

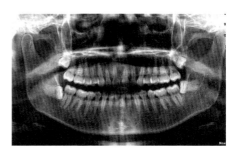

图8 曲面体层摄影图片
（烟台市口腔医院）

6.3 CT 检查

临床用于口腔颌面部及鼻腔鼻窦的 CT 检查包括常规 CT、唾液腺 CT、颞下颌关节 CT 等。而对上颌骨鼻部行常规 CT 检查即可。

常规 CT 检查分为横断位及冠状位。

（1）横断位 CT。经颅底平面扫描可以见到颅中窝底的卵圆孔、破裂孔，后方可见枕骨基底部及两侧颞骨岩部，前方可以显示筛窦和蝶窦。经上颌窦上部平面扫描可清楚地显示上颌窦腔和窦壁、鼻腔、翼内板、翼外板、翼腭窝、翼外肌、髁突和颞下窝等。经上颌窦中部平面扫描可以显示鼻咽腔、下颌骨升支、咬肌、茎突、乳突及腮腺等。经上颌窦底部扫描时，可以显示上颌窦底部、腮腺、翼内肌、咬肌、咽旁间隙及咽腔结构等。横断位 CT 平扫后三维重建图像可以根据需要显示口腔颌面部、鼻腔鼻窦解剖结构或病变的立体图像。

（2）冠状位 CT。经鼻咽腔平面行冠状位 CT 扫描可以显示颅中窝底部、蝶窦、茎突、下颌角、咽缩肌、翼内肌、腮腺、咽旁间隙等。经上颌窦后部冠状位扫描时，可以见到上颌窦、鼻腔、鼻甲、后组筛窦、眶后间隙及颞肌等结构。经上颌窦中部冠状位扫描时，可以见到上颌窦及各骨壁、眶后间隙、眶下裂、筛窦、口咽部及上下牙槽突等结构。

近几年由于口腔专用锥形束CT（cone beam computer tomography，CBCT）等新机型的问世，根据临床的需要，来选择检查的类型，更有利于诊断疾病和降低价格，目前已经成为口腔颌面外科、种植科的必检项目（图9）。我们根据CBCT的特点，联合影像专业专家，将该类技术扩大使用到耳鼻咽喉科的鼻腔鼻窦、中耳、乳突、茎突等疾病的诊断中，获得了很好的临床影像学资料。

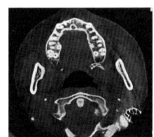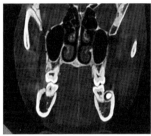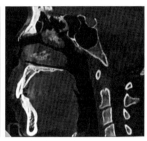

图9　CBCT（烟台市口腔医院）

6.4 MRI检查

口腔颌面部及鼻腔鼻窦的MRI主要用于唾液腺、颞下颌关节，以及鼻咽腔、咽旁间隙的检查（图10）。具体对于上颌骨及上颌窦、鼻腔的检查临床应用的极少，故不再赘述。

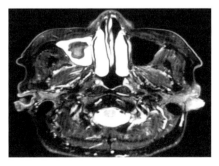

图10　MRI用于鼻窦检查（烟台毓璜顶医院）

6.5 造影检查

口腔颌面部的唾液腺、关节腔，耳鼻咽喉头颈外科的鼻咽部、咽旁间隙等结构缺乏 X 线或影像信号对比，平片无法显示，而利用对比剂改变组织器官的天然对比，观察其形态和功能的检查方法称为造影检查。

常用的造影检查包括唾液腺造影、关节腔造影、血管瘤腔造影及窦腔、囊腔、窦道造影等。

数字减影血管造影检查是电子计算机技术、X 线技术和造影技术相结合的检查方法。

牵扯到上颌骨及鼻腔、上颌窦的造影检查极少，本书疾病部分肿瘤的扩展可能用到该项检查，一般不会涉及，故不再赘述。

（张庆泉　柳忠豪　马厚升　迟作强）

参考文献

1. 陈慧，黄业翔，刁秀春，等 . 现代临床口腔病诊疗学 . 北京：科学技术文献出版社，2012.

2. 马绪臣 . 口腔颌面医学影像诊断学 . 6 版 . 北京：人民卫生出版社，2015.

3. 田勇泉 . 耳鼻咽喉科学 . 北京：人民卫生出版社，1979.

4. 田勇泉 . 耳鼻咽喉科学 . 5 版 . 北京：人民卫生出版社，2001.

5. 张庆泉，宋杰，毛成艳，等 . 鼻相关外科学 . 长春：吉林科学技术出版社，2004.

6. Michael. 口腔颌面外科学 . 蔡志刚，译 . 北京：人民卫生出版社，2011.

各论篇

本篇选择了鼻腔鼻窦与口腔颌面外科相关的疾病进行介绍和论述。

7. 鼻腔牙

鼻腔牙（intranasal ectopic tooth）亦称为额外牙、逆生牙，若上列牙齿不整齐，且数目缺少，称为异位牙；若上列牙整齐无缺损，则称为额外牙或逆生牙，其临床上少见，发生率为 0.1% ～ 1%，多发生于上颌窦底部和鼻腔底部。1977 年国内初次报道鼻腔牙，近几年开始受到临床医师关注，报道例数逐渐增多，而且以儿童居多。

该疾病主要是上颌牙始基被挤压于异常位置发育成长，可见于先天性异常，也可发生于恒牙未萌出前受外伤之后，但先天性异常比较多见。总之鼻腔牙的发病因素包括遗传倾向、发育障碍（如唇裂），鼻源性或牙源性感染，外伤或囊肿后的移位。

主要症状为单侧鼻塞，脓涕多，有臭味，常有涕中带血，偶有头晕、头痛，面部神经性痛，鼻泪管阻塞。可见于任何年龄，以儿童多见。有的患者可无任何症状，仅在体检时偶然发现。

前鼻镜或鼻内镜检查可见鼻腔前端底部有白色或褐色新生物突起，探针触之质硬，不易活动。也有突起新生物样改变，黏膜可光滑，可位于鼻腔的下鼻道外侧壁、底部或鼻中隔的底部位置，或鼻前庭的底部，如果伴有囊性牙根肉芽肿，针管可抽出液体。CT检查可见密度增高的牙样阴影，往往牙根较浅，多在鼻腔底壁的骨质内，但是牙冠突向鼻腔内。

诊断应该注意，突出于鼻底的鼻腔牙往往最容易被误诊为鼻结石，不突出者则容易被误诊为鼻底肿块。突出于鼻底者其临床症状近似于鼻腔异物，表现为一侧鼻塞，渐进性加重，脓性涕或脓血性涕，可有臭味。检查可见一侧总鼻道底部有褐色块状物，形状不规则，表面欠光滑，状如砂石或桑葚，可成白色、黑色或褐色，探针触之质坚如石，常可使周围的黏膜出现溃疡及肉芽；若鼻腔牙表面附有黏膜结合CT则容易诊断。伴有鼻腔反复出血者应与鼻腔原发的恶性肿瘤相鉴别。但是，CT显示与牙等密度且中央有空洞将有助于明确诊断。

无症状的鼻腔牙可不做任何处理，一旦出现鼻塞、流脓涕、鼻腔有臭味、涕中带血等炎症表现，需要手术处理，单纯抗感染治疗炎症容易反复发作。由于其解剖特点，鼻腔牙非常容易拔出，大部分由剥离子轻触撬动，牙齿即可活动取出，一般不需行鼻腔底壁骨质的处理，鼻底局部压迫即可。局麻患者术中注意防止牙体滑脱，误吸入气管。2 例鼻腔牙病例相关影像资料见图 11 ～图 18。

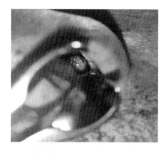

图 11　鼻镜下可见突出于鼻底的牙齿（烟台芝罘医院，彩图见彩插 1）

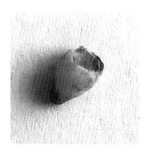

图 12　拔出的牙齿（烟台芝罘医院，彩图见彩插 2）

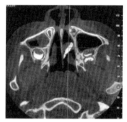

图 13　水平位 CT 显示鼻底的畸形异位牙（烟台市口腔医院）

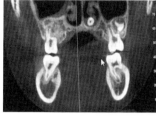

图 14　冠状位 CT 显示鼻底的畸形异位牙（烟台市口腔医院）

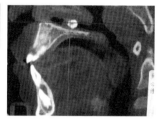

图 15　矢状位 CT 显示鼻腔内见高密度影，中央有空洞（烟台市口腔医院）

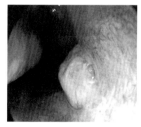

图 16　鼻内镜下可见鼻中隔与鼻底交界处的隆起（烟台芝罘医院，彩图见彩插 3）

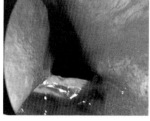

图 17　分离隆起黏膜，暴露畸形牙齿（烟台芝罘医院，彩图见彩插 4）

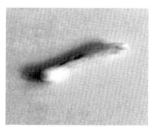

图 18　拔出的鼻腔畸形异位牙（烟台芝罘医院，彩图见彩插 5）

（张芬　张庆泉　王贝贝　王小雨　李宇玥）

参考文献

1. 张芬，柳忠禄，张庆泉，等 . 鼻腔牙一例 . 中国医学文摘耳鼻咽喉科学，2016，31（5）：276.

2. 黄选兆，汪吉宝 . 实用耳鼻咽喉科学 . 2 版 . 北京：人民卫生出版社，2015：150.

3. MOREANO E H，ZICH D K，GOREE J C，et al. Nasal tooth. Am J Otolaryngol，1998，19（2）：124-126.

4. 张庆泉，宋杰，毛成艳，等 . 鼻相关外科学 . 长春：吉林科学技术出版社，2005：213-216.

8. 鼻窦牙

额外牙或异位牙发生于鼻窦时，即称为鼻窦牙，也称鼻窦异位牙，主要发生于上颌窦；也有报道发生于筛窦，但极为罕见。有专家认为上颌骨含牙囊肿突至上颌窦内也可以称为鼻窦牙。其病因尚不完全明确，有学者认为鼻窦牙是由于牙源性上皮活性亢进、牙板过度增长而发生的第 3 次牙蕾或牙板断裂时，脱落的上皮细胞过度增生或恒牙胚分裂而形成的。多与发育缺陷或遗传相关，即牙始基被挤压于异常位置上所致。

鼻窦牙也可以由后天原因所致，医师拔牙时牙齿进入上颌窦内，致使上颌窦内发生炎症，口腔上颌窦瘘，此时的症状就发生了，而且是多样性症状。

8.1 临床表现

根据鼻窦牙的位置不同，症状也不相同。一般没有症状，但可以发生合并感染或囊肿。其在上颌窦内的位置多样不一，可附着于上颌窦底壁、内侧壁或外侧壁，固定不动；也可罕见地悬浮于上颌窦腔内的分泌物中，于拔牙脱入上颌窦的情况下可以见到。

拔牙后所致的上颌窦内牙齿和窦内的炎症，患侧的面部胀痛，拔牙处流鼻涕，鼻内根据窦内感染的轻重、早晚不同而出现血性涕、脓性涕、臭味鼻涕等，也可以有鼻塞、头痛等。鼻内镜检查可以发现中鼻道血性分泌物和脓性分泌物。

8.2 鼻窦牙的形态

大部分鼻窦牙为单侧发病，也有对称发生者，表现为形态较小，多呈圆锥形或结节状尚未发育完全的牙齿，亦有与正常牙齿形态极为相似者。

8.3 鼻窦牙的危害

儿童期：由于儿童颌骨及恒牙骨化中心尚未发育完善，异位于鼻窦的牙齿额外增加了牙弓的力量，导致其他牙齿排列不齐，易引起邻牙的错位或阻生，造成颌骨发育异常。此类患儿大多就诊于儿童齿科或正畸科。成年期：单纯鼻窦牙平时往往无明显不适，当合并囊肿并发感染时可出现同侧鼻面部闷胀、麻木、同侧牙痛、逐渐加重的鼻塞、流脓涕、间断性头痛等。这一类患者多就诊于耳鼻咽喉科。

拔牙所致的上颌窦内牙齿除了拔牙的创伤以外，可以刺激上颌窦内发生炎症反应，根据牙齿炎症的轻重，鼻窦内的炎症也不相同，龋齿和根尖炎类的牙齿发生的炎症反应比较严重，临床医师应该注意。

8.4 诊断及治疗

鼻窦牙的诊断并不难，患者出现上述临床症状，行鼻内镜检查排除鼻腔疾患的同时应常规行鼻窦 CT 或 CBCT 检查。CT 可以清楚地显示鼻窦牙的位置、形态，更好地评估鼻窦牙对牙列的影响（图 19 ～图 21），评估拔牙后造成的鼻窦牙，不仅要注意上颌窦的炎症反应外，还要注意患者的异常反应，为手术方式提供影像学依据。

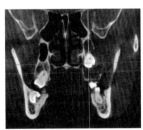 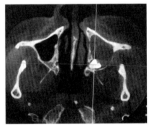 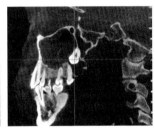

图 19　冠状位 CT 显示上颌窦内侧牙齿影，有骨壳影，窦内密度增高（烟台市口腔医院）　　图 20　水平位 CT 显示上颌窦后内侧牙齿影，有骨壳影，窦内密度增高（烟台市口腔医院）　　图 21　矢状位 CT 显示上颌窦后部牙齿影，有骨壳影，窦内密度增高（烟台市口腔医院）

（1）柯 – 陆进路手术：适用于无论鼻窦牙位于上颌窦的哪个壁，或因其正好位于上颌窦自然窦口内下方，经中鼻道自然窦口和下鼻道开窗处取出困难者。手术采用唇龈沟切口，切开黏膜，凿开上颌窦前壁骨质，吸净血液及分泌物后探查牙齿位置，发现异位于上颌窦内的牙齿后拔出即可，若附着处根基比较牢固，可用剥离子将周围包绕的黏膜剥除后拔出牙齿即可。

（2）唇龈沟微纵切口内镜下手术：根据柯-陆手术的缺陷和不足，我们改良了手术切口，将横切口改为 1 ～ 1.5 cm 的纵切口。分离到上颌窦前壁后，凿开或磨开骨壁，内镜进入上颌窦探查异物位置，拔出即可（图 22 ～图 24）。

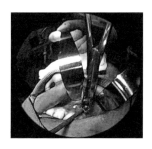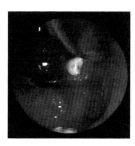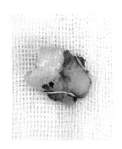

图 22　唇龈沟纵形微切口行上颌窦手术（烟台市口腔医院，彩图见彩插 6）　图 23　凿开上颌窦前壁，内镜下处理上颌窦牙齿（烟台市口腔医院，彩图见彩插 7）　图 24　拔出的上颌窦异位牙（烟台市口腔医院，彩图见彩插 8）

（3）鼻内镜下鼻道开窗手术：适用于鼻窦牙位于上颌窦后外壁或外侧壁者，手术先将下鼻甲推向内上方，充分暴露下鼻道外侧壁，穿刺针在距离下鼻甲前端 1 cm 处刺入上颌窦，咬切钳扩大开窗口，探查上颌窦内异位的牙齿，予以拔除即可（图 22 ～图 24）。

（4）泪前隐窝进路：手术切除下鼻甲前端鼻腔外侧壁，将鼻泪管下端游离，使之形成下鼻甲瓣 - 膜性鼻泪管，将其向前固定后形成上颌窦进路，0° 鼻窦镜引导下取出鼻窦牙，因为该手术损伤较大，一般不用此手术，合并上颌窦其他疾病下鼻道和自然窦口进路难以处理时可以使用。

总之，随着鼻内镜技术的发展与普及，为减轻患者痛苦及损伤，经鼻内镜下鼻道开窗和唇龈沟纵形切口进路治疗鼻窦牙被认为是最为理想的手术进路。

（王艳华　许玲　张庆泉　高巾程　朱建兵　刘静）

参考文献

1. 张庆泉，李新民，王强，等. 鼻内镜下犬齿窝进路治疗上颌窦病变. 山东大学耳鼻喉眼学报，2007，21（1）：38-39.

2. 张庆泉，张宝玉. 双进路鼻窦内窥镜下治疗上颌窦良性病变. 山东医大基础医学院学报，2000，14（3）：168-169.

3. 王雯，宋升桥. 左侧筛窦异位牙 1 例. 临床耳鼻咽喉头颈外科杂志，2011，25（17）：812.

4. 胡璐璐，胡伟. 鼻内镜下取出筛窦异位牙 1 例. 临床耳鼻咽喉头颈外科杂志，2016，30（10）：837.

9. 牙源性鼻旁感染及瘘管

牙源性鼻旁瘘管源于上颌前牙化脓性根尖周炎，患者多为老年人，临床较少见，易被误诊、误治。

牙源性面部皮肤瘘管多见于青少年和成年人，多数与龋齿有关，80% 来源于下颌骨牙齿，窦道最常见于颏部、颌下区，累及颏下区较少见，罕见于颈部、鼻旁和眶周围皮肤。而牙源性鼻旁瘘管好发于老年人，患牙多为上颌尖牙，其原因为上颌尖牙保留时间较长，但随着年龄的增长发生龋齿的机会增加；此外，上颌尖牙的牙根邻近鼻旁深处的解剖关系亦为发病的原因。老年人牙齿牙周膜及齿槽骨存在不同程度的退行性变，各种抵抗力下降；老年人义齿修复时，直接或间接以上颌尖牙为基牙，最终导致不可逆的医源性损伤。上颌骨的特点是骨质疏松、形态不规则，其牙槽突的唇、颊侧骨板很薄，特别是尖牙唇侧骨板极薄，尖牙根尖周感染形成根尖脓肿，由于急性期未及时治疗，会使骨板受破坏，骨膜下脓肿破裂，脓液聚积于尖牙与尖牙凹骨面之间，脓液未得到及时引流，穿透皮肤，造成鼻旁窦道。一旦上皮组织长入窦道，即形成皮肤瘘管。

由于该病临床表现不典型，窦道开口常距患牙较远，有时牙齿已失活而貌似坚固，难以意识到面部皮肤瘘管与牙齿有关，使诊断较困难。我们发现大多数患者牙齿已脱落，有部分残根，皮肤瘘管开口位于鼻旁，瘘管探针检查通向左侧上尖牙。多数患者曾被误诊为上颌骨骨髓炎、皮脂腺囊肿感染及基底细胞癌等，抗感染治疗无效。根据病史、化脓性皮肤病灶的临床特点、疗效不佳等，应充分考虑到鼻旁瘘管可能与牙齿有关，以及时进行鼻及鼻窦 CT 检查，特别是牙齿的 X 线检查，以求明确诊断。因此，在诊断上应详细了解患者的局部感染情况、流泪、牙痛等病史；仔细检查瘘管的位置和走向等，探针检查有重要的意义；关键在于找到形成瘘管的"病灶"，需行牙齿和上颌骨 X 线摄片及 CT 扫描等，对于鼻旁瘘管应首先考虑由牙源性疾病所引起。

瘘管通常应与下列疾病鉴别：皮脂腺囊肿感染、鼻背部皮样囊肿及窦道、上颌骨骨髓炎、泪囊瘘、结核及其他分枝杆菌感染、放线菌病、深部真菌感染和恶性肿瘤等。除耳鼻咽喉等部位的检查以外，应进行口腔科的检查，必要时邀请其他有关学科会诊。

牙源性鼻旁瘘管的治疗关键是病源牙的治疗。一般情况下拔除不能保留的病源牙、切除瘘管，可使瘘管痊愈。病源牙未处理或处理不彻底、瘘管内炎性肉芽组织未清除干净可致治疗失败。对因根尖周病引起的瘘管，若要治愈而又保存患牙，则要求消除病源，包括根管治疗、塑化治疗、瘘管切除或搔刮术，但对根尖病变必须彻底清除，否则易复发。不愈的鼻旁瘘管不仅影响患者的健康，其手术瘢痕也影响美观。牙源性鼻旁瘘管的形成一般需要较长的时间，若能正确地早诊断、早处理，以及时治疗患牙，牙源性瘘管是可以预防的。

笔者曾治疗的 1 例牙源性鼻旁瘘管病例相关影像资料见图 25～图 28。

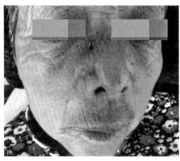 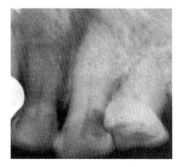

图 25　右侧鼻旁瘘管　　　　图 26　牙片显示根尖部改变
（烟台芝罘医院，彩图见彩插 9）　　　（烟台芝罘医院）

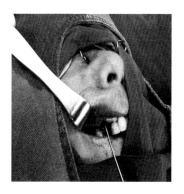

图 27 从拔出牙齿处可插入鼻旁瘘口
（烟台芝罘医院，彩图见彩插 10）

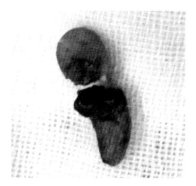

图 28 拔出的牙齿
（烟台芝罘医院，彩图见彩插 11）

（王永福　徐永向　王春雨　张庆泉　宇亚萍　陈晓华　董茜茜）

参考文献

1. URTBANI C E，TINTINELLI R. Patent odontogenic sinus tract draining to the midline of the submental region：report of case. J Dermatol，1996，23（4）：284-286.

2. 张庆泉，宋杰，毛成艳，等 . 鼻相关外科学 . 长春：吉林科学技术出版社，2005：215-216.

3. 上海第二医学院 . 口腔颌面外科学 . 北京：人民卫生出版社，1980：29.

10. 鼻前庭囊肿

鼻前庭囊肿是位于鼻前庭底部皮肤下、上颌骨牙槽突浅面软组织内的囊性肿块，在鼻腔前部、下鼻甲前端的前、外、下方呈局限性球形隆起，也有称鼻唇囊肿，在临床上较常见，属于非牙源性软组织囊肿，目前认为其发生多与腺体潴留有关。有学者研究证实鼻前庭囊肿内表面上皮为柱状上皮，主要由杯状细胞和基底细胞两类细胞组成，内层覆盖着大量的微绒毛，包囊由结缔组织构成，其中含有弹性纤维和网状血管。

病因主要有两种学说，包括腺体潴留学说和面裂学说。腺体潴留学说认为鼻腔底部的黏膜腺体管口因各种因素作用而出现阻塞，进而出现腺体分泌液潴留，潴留的分泌液积聚，最终导致本病。面裂学说认为鼻突内侧、上颌突及外侧鼻突交界处残留的胚性上皮可因各种因素作用而激活，并大量增生、分裂，最终诱发鼻前庭囊肿。

鼻前庭囊肿是耳鼻咽喉科较为常见的疾病，发病年龄多为30～50岁的女性患者，早期一般无症状，待囊肿增大后，局部可出现胀满感。囊内容物可为纯黏液或血清样液，琥珀色，透明或浑浊如蜂蜜，大多不含胆固醇结晶，有感染后则成脓性。囊肿为单个单房性，外观多呈圆形或椭圆形；缓慢增大，可使邻近骨质受压吸收，出现圆形浅盘状凹陷。

（1）临床症状。①早期无自觉症状，囊肿长大后，一侧鼻翼附着处、鼻前庭内或梨状孔的前外方等处日渐隆起。②囊肿大者可有同侧鼻腔呼吸受阻，鼻内或上唇发胀。③鼻翼附着隆起处，可触及弹性而柔软的肿块。④合并感染则囊肿迅速增大，局部疼痛明显。

（2）临床检查。①体征：戴手套或指套的一指放在上唇相对应的口腔前庭处，另一指放在鼻前庭，行期间的联合触诊，触之柔软而有弹性、有波动感、可移动的无痛性半球形囊性肿块。如有感染则可有压痛。②穿刺检查：可抽出透明、半透明或浑浊如蜂蜜样液体，大多无胆固醇结晶。

（3）影像学检查。X线平片可见梨状孔底部有一浅淡均匀的局限性阴影，无骨质及上列牙的病变。囊内造影可显示囊肿大小、形状和位置。CT检查可见梨状孔底部局限性类圆形软组织影。

（4）鉴别诊断。需要与鼻部牙源性囊肿及鼻部占位性病变相鉴别。①鼻部牙源性囊肿：多由牙畸形发育或因深度龋齿所致，好发于上颌骨内或上颌窦内或上颌牙根部。查体时可见面颊部隆起，有缺牙或龋齿，囊液呈姜黄色、酱色、黑色或黄褐色，含胆固醇结晶。上颌窦底壁可被推移，骨质被吸收破坏，可囊内含牙。②上颌窦腺样囊性癌：为来源于小唾液腺的较少见的恶性肿瘤，其影像学表现有其特殊性，有沿着神经生长的特性，可呈跳跃性不规则条束生长，增强后肿块可中度强化，瘤体内可见囊性低密度病灶。肿瘤早期即有骨质破坏改变，并向窦腔外扩展。③上颌窦鳞癌：在CT平扫时表现为与肌肉等密度或偏高密度，注射造影剂后可强化，肿瘤呈浸润性生长，伴广泛的骨吸收破坏，部分瘤体内可见钙化灶。需行病理检查鉴别。④鼻部恶性肉芽肿：是一种少见的、破坏性极强而原因尚不明确的疾病，多发于面部中线器官，尤易发于鼻部。病变表现为进行性、非特异性、肉芽增生性溃疡，并侵及面部毗邻组织，该病只能依靠病理确诊，CT检查无特异性。

（5）治疗方式。手术治疗是目前最有效且唯一的方法。传统的手术方法为唇龈沟或鼻翼旁进路完整的切除鼻前庭囊肿，优势是暴露充分，能完整切除囊壁，但如果切口位于口腔唇龈沟，虽然口腔经过消毒，但是口腔环境充满各种细菌（约 700 多种），手术过程中术腔暴露在一个有菌的环境中，属于Ⅱ类切口，增大了与口腔细菌接触的机会，容易引起感染，且需分离较大的组织，损伤大，才能充分暴露囊肿，患者术后更容易出现鼻面部肿胀、疼痛及切口麻木感。术后进食为流质饮食，患者舒适度降低，容易产生饥饿感。甚至部分患者出现唇龈沟切口流脓、切口不愈合、术腔反复感染等情况，而且面部三角区感染易引起海绵窦血栓静脉炎，进而导致颅内的感染，需要长时间抗感染及换药处理，甚至危及生命，给患者带来极大的痛苦及经济压力。同时，对于有的年轻医师，因为鼻底黏膜较薄弱，分离囊顶壁时极易贯通，出现鼻前庭囊肿的术腔与鼻腔相通，上下两个通道与鼻腔、口腔相通，加大了感染的概率，感染后导致术后口鼻瘘的发生，严重影响患者预后。

随着鼻内镜的普及，其良好的视野及创伤小的优点逐渐得到大家的认可，有文献报道鼻内镜下囊肿切除是一种相对较新的手术方法，可替代唇龈沟进路囊肿切除术。随着鼻内镜在耳鼻咽喉科的应用，国内外学者均开展了鼻内镜下切除鼻前庭囊肿。鼻内镜有视野清晰、暴露好、创伤小、手术操作精准等特点。鼻内镜下鼻前庭囊肿切除，主要是开放囊腔，韩德民和周兵认为对于鼻前庭囊肿，做揭盖就足够了，不必做囊壁的完整切除。由于囊壁内膜为柱状上皮，所以切除囊肿顶壁的残缘可与鼻腔黏膜创缘吻合。有研究表明，鼻内镜下鼻前庭囊肿切除术后 3～4 个月鼻前庭囊肿底壁基本与鼻腔长平，残留的囊壁成了鼻前庭、鼻腔底部的一部分。术中不切除囊肿底壁，避免了组织过度分离，减轻了损伤程度，且与口腔不相通，术后可以正常饮食，无须流质饮食，无口鼻瘘并发症出现，也降低了鼻面部肿胀的风险。鼻内镜下能充分暴露鼻腔结构和鼻前庭囊肿囊腔的情况，所以其可以充分保护鼻腔结构及完整切除囊肿顶壁，不至于术后造袋口狭窄闭合致囊肿复发。随着鼻内镜的出现，很多唇龈沟进路的手术并发症可以避免，使患者快速康复，有较低的风险及更小的经济支出，并且节约了社会资源。但是唇龈沟进路仍在应用。

1 例鼻前庭囊肿病例相关影像资料见图 29 ～图 33。

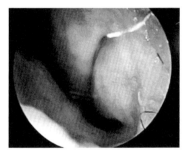 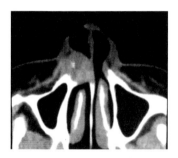

图 29　鼻内镜下见左侧鼻前庭和下鼻道前端隆起（烟台芝罘医院，彩图见彩插 12）

图 30　CT 可见梨状孔前部的圆形密度增高影（烟台芝罘医院）

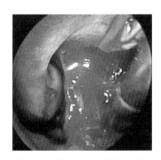 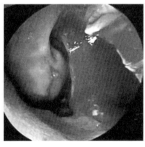 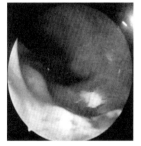

图 31　鼻内镜下揭盖治疗（烟台芝罘医院，彩图见彩插 13）

图 32　揭盖后改变（烟台芝罘医院，彩图见彩插 14）

图 33　术后 1 个月复查时改变（烟台芝罘医院，彩图见彩插 15）

（孙岩　刘大炜　张芬　马国伟　王文一　张庆泉）

参考文献

1. 樊忠，王天铎.实用耳鼻咽喉科学.济南：山东科学技术出版社，1997：308.

2. SU C Y, HUANG H T, LIU H Y, et al. Scanning electron microscopic study of the nasolabial cyst: its clinical and embryological implications. Laryngoscope, 2006, 116（2）: 307-311.

3. HUANG Z, LI J, YANG Q, et al. A modified in intranasalendoscopic excision for nasal vestibular cyst in China. Eur Arch Otohinolaryngol, 2015, 272（3）: 591-595.

4. SHEIKH A B, CHIN O Y, FANG C H, et al. Nasolabial cysts: a systematic review of 311 cases. Laryngoscope, 2016, 126（1）: 60-66.

5. 岳显.不同手术方案在鼻前庭囊肿患者中的应用效果对比.安徽医药，2015，19（3）：518-520.

6. SU C Y, CHIEN C Y, HWANG C F. A new transnasal approach to endoscopic marsupialization of the nasolabial cyst. Laryngoscope. 1999, 109（7 Pt 1）: 1116-1118.

7. ÖZER S, CABBARZADE C, ÖGRETMENOGLU O. A new transnasal approach to nasolabial cyst: endoscopic excision of nasolabial cyst. Craniofac Surg, 2013, 24（5）: 1748-1749.

8. 韩德民，周兵.鼻内镜外科学.北京：人民卫生出版社，2001：146-151.

9. 王亚婷，刘春秀，杨美侠.不同手术方式治疗鼻前庭囊肿的临床疗效分析.济宁医学院学报，2020，43（2）：98-101.

10. 洪斌，李兆生，许振跃，等.揭盖造袋技术在鼻前庭囊肿中的应用.中国耳鼻咽喉头颈外科，2011，18（5）：273-274.

11. 球上颌囊肿

病因的争论：以往认为球上颌囊肿是由中鼻突的球状突和上颌突融合处的上皮残余所造成，属于面裂囊肿。然而现代胚胎学家对其来源存在较大的争议，有学者认为所谓的面突仅仅是在外胚叶上皮覆盖下的间充质的一个突起，除腭中缝外，当间充质增生时，一个突起与另一个突起间的浅凹逐渐变平而成为平整的表面，不存在面突融合，不属于面裂囊肿；但也有学者致力于证明面部沟裂深处的间充质如何由生长缺陷和（或）分化而使覆盖的外胚叶上皮陷入。因此无法明确球上颌囊肿的具体来源。

近来研究表明所谓的球上颌囊肿并非是独立的囊肿，而可能是发生在"球状上颌"部位的牙源性囊肿，如根尖周囊肿、发育性根侧囊肿，甚至牙源性角化囊肿等。目前，很多学者认为球上颌囊肿不属于面裂囊肿并建议停用"球上颌囊肿"这个名词。

11.1 临床特点

我们根据文献及自己的诊疗体会，认为球上颌囊肿有以下几个临床特点。

（1）囊肿的部位：位于上颌恒侧切牙和单尖牙之间，但目前也有文献报道发生于中切牙与单尖牙、第二前磨牙与第一磨牙之间。

（2）邻牙的活力：以往认为邻牙为活髓牙是诊断球上颌囊肿的一大特点，但已有报道牙源性囊肿也可以发生在活髓牙的旁边，因此囊肿邻近的牙齿牙髓有活力这一特点，在诊断球上颌囊肿时，只是有时被采用，牙髓活力不是确诊本病的可靠特点。

（3）鼻内和上唇内的改变：囊肿可以扩展，如果在唇龈沟扩展则唇龈沟部位会出现囊肿样的隆起，一般患者是此种改变。但是如果囊肿向鼻底发展，则可见到鼻内、鼻底、下鼻道的隆起，轻者没有症状或仅有局部的胀闷感。如果鼻内隆起较重，可以有鼻塞等症状。

11.2 影像学特点

在上颌侧切牙和尖牙（均为活髓牙）之间有倒梨形放射透光区，边缘整齐，周围常呈现一明显白色骨质反应线，但角化囊肿有时边缘可不整齐；囊肿阴影在牙根之间，而不在根尖部位且两牙根被推分开，我们认为球上颌囊肿典型的影像学改变就是在上颌侧切牙和尖牙的根尖处有倒梨形透光区，两根尖呈 V 形分离现象（图 34～图 37）。

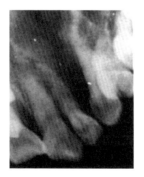

图 34　上颌侧切牙和尖牙之间有倒梨形放射透光区和两根尖呈 V 形分离改变，为球上颌囊肿的影像学特点[1]

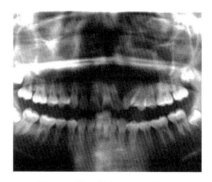

图 35　曲面体层显示上颌侧切牙和尖牙之间分离的特点[2]

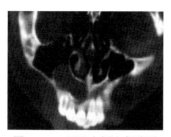 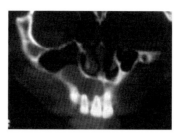

图 36　CT 显示右侧上颌囊肿改变，第 1、第 2 齿根尖呈 V 形分离改变（烟台芝罘医院）

图 37　上颌前部牙齿层面，第 1、第 2 齿根尖更明显呈 V 形分离改变（烟台芝罘医院）

11.3　诊断与鉴别

目前认为球上颌囊肿的诊断标准：囊肿位于唇龈沟部的隆起，在上颌恒侧切牙和单尖牙之间，且邻牙为活髓牙。X 线表现为倒梨形放射透光区和根尖呈 V 形改变，这是其影像学的特征；组织学上没有特征性的改变，不能直接诊断为囊肿或其他囊肿，球上颌囊肿的衬里上皮不一，多为复层鳞状上皮和（或）纤毛柱状上皮。

11.4　治疗

手术囊肿摘除或刮除，以免引起邻近牙的继续移位和造成咬合紊乱。一般情况下多从口内进行手术，如伴有感染须先用抗菌药物控制炎症后再做手术治疗。近几年发现球上颌囊肿多向鼻内扩展，鼻内镜下可见鼻底和下鼻道的隆起，这使鼻内镜下手术成为可能。施行揭盖法手术即可，引流口暴露于鼻内，如果牙齿坚固可以不予拔出，保留即可，我们观察到手术后的 3 ～ 6 个月，由于引流口的通畅，囊肿腔可以缩小，根尖的分离现象好转。

（曲伟栋　孙超　杜平功　柳忠豪　张庆泉）

参考文献

1. 于世凤 . 口腔组织病理学 . 6 版 . 北京：人民卫生出版社，1979.

2. 马绪臣 . 口腔颌面医学影像诊断学 . 6 版 . 北京：人民卫生出版社，2012.

3. HOLLINSHEAD M，郭信琼 . 对所谓球上颌囊肿的组织学和胚胎学分析 . 国外医学：口腔医学分册，1982，9（3）：43-44.

12. 鼻腭囊肿

在胚胎发育过程中，鼻和口腔不同头部原基和突起连接有融合过程，在融合过程中如果发生异常可导致鼻与口交界处发生囊肿或瘘管，常见的是各种囊肿，瘘管次之。鼻腭囊肿是发生于上颌门齿正中的鼻腭管的上皮残留，可以向唇部、腭部、鼻前庭部、鼻底部发展。

鼻腭囊肿也称切牙管囊肿，主要发生在鼻腭管，该病起源于切牙管内成对的胚胎鼻腭管上皮残余，感染或外伤可能为囊肿形成的根源。囊肿主要向腭侧发展，也可以向上唇、鼻前庭底、鼻底发展或两侧隆起。男性的发病率明显高于女性，30～50岁时最为多见。病变若向鼻部发展，则表现为鼻底隆起；亦可向腭部发展，表现为腭侧隆起，鼻底略有隆起。鼻底隆起严重时可以有鼻塞，局部胀闷感。

常规影像学检查鼻腭囊肿根尖上方有倒梨形的透光区，CT 检查还可以发现双侧门齿的根尖向两侧分离，呈 V 形改变，这也是典型的影像学改变。鼻前庭和上唇的典型的隆起，触之乒乓球样感觉，加上 CT 检查结果，即可确诊为鼻腭囊肿。

该疾病除了需和上颌骨的不同囊肿鉴别诊断外，主要的鉴别诊断是发生于正中线的腭正中囊肿或腭后囊肿，区别是腭正中囊肿或腭后囊肿是发生于鼻底和腭部正中的中部或后部，CT 影像也没有门齿的根尖分离现象。

随着医学科学技术的发展，口腔相关疾病的治疗方法也在逐渐变化。传统的手术方式创伤较大，存在复发率较高，以及经腭部或唇龈沟进路易损伤末梢神经、影响进食、术后恢复时间长等问题。术后发生面部肿胀、口唇麻木较重，有时易形成瘘管。

经鼻内镜下进行鼻口腔相关囊肿的开窗手术，最早施行于 80 年代后期，我们在行腭正中囊肿手术时，探查鼻底时鼻底黏膜破裂，囊液流出，手术时随机缝合了唇龈沟，对鼻底隆起黏膜做了切除，形成鼻内开窗引流口，术后效果良好。这种手术方式形成了鼻内镜进路鼻内开窗引流的雏形。后来随着鼻内镜技术的快速发展，经鼻微创引流手术越来越受到业内专家学者的青睐，此类手术也逐渐增多和扩展，逐渐扩展到几乎所有累及鼻底和上颌窦底的各种囊肿。有鼻腭囊肿、腭正中囊肿、上颌骨含牙囊肿、鼻前庭囊肿等。

经鼻内镜治疗鼻腭囊肿的鼻腔底部开窗引流术，与传统的腭部、唇部进路手术相比，有视野清晰、手术简单、不影响进食等优点。经鼻内镜下仅切除鼻内隆起的部分，可以最大限度地保留囊内壁，为了防止造瘘口闭锁，将鼻底黏膜瓣蒂部留于前部，远端做成矩形瓣，内下翻转缝合于上唇龈沟，术后恢复快，降低了感染风险，避免了闭锁。引流口在鼻底，受鼻呼吸气流影响很小，除了开窗边缘在 1 个月内有不同的痂皮外，术腔基本上没有痂皮，有时可以见到鼻腔分泌物存留，随体位的变化自然排出；无唇龈沟或腭侧的切口，不仅进食不受影响，也可减少切口处黏膜感觉神经受损而导致的局部麻木等感觉异常。

经过临床手术认证，在鼻内镜下不同囊肿的鼻底或上颌窦底开窗术具有手术创伤小、术后恢复快、造瘘口不易闭锁、不影响患者进食等优点，越来越多地被临床推广应用。

【典型病例】

患者，女性，56 岁。双侧鼻前部肿胀 2 个月，逐渐加重于 2020 年 7 月 21 日来诊。鼻塞不明显，无头痛、头晕等，鼻前部和上唇略有麻木感。无特殊病史。查体：全身检查无异常发现。鼻部检查：双侧鼻前庭底部膨隆，向下延至上唇部，触之有乒乓球样感觉。鼻阈的底部隆起，延伸至双侧鼻腔前部的底壁，触之质软，左侧明显，隆起向后约至鼻腔底的前 1/3，腭前部略有隆起，触之略软。鼻窦 CT 显示鼻腔前部的牙槽骨至腭骨有约 3 cm×2 cm×2 cm 的椭圆形透光区，冠状位 CT 检查示双侧门齿根尖向两侧分开。诊断：鼻腭囊肿。术前辅助检查无异常后于 2020 年 7 月 23 日在全身麻醉下使用鼻内镜经鼻进路行鼻腭囊肿鼻内开窗引流术，术中选择鼻底隆起较为明显的左侧进路，开放切除鼻底隆起，有褐色液体溢出，冲洗术腔，保留腔内囊壁，修正切除的隆起边缘，妥善止血，鼻内、囊内填塞膨胀海绵，手术结束。术后给予抗感染、止血及对症处理，术后 48 小时抽出膨胀海绵，冲洗术腔，术后病理报告，切除部分组织符合囊肿改变，术后 3 天出院，经过半年多的随访，鼻内开窗处略有收缩，腔内光滑（图 38 ～图 43）。

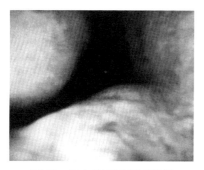

图 38　鼻内镜下见鼻底隆起
（烟台芝罘医院，彩图见彩插 16）

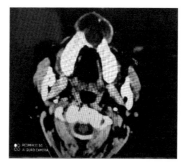

图 39　CT 显示鼻前部囊性隆起
（烟台芝罘医院）

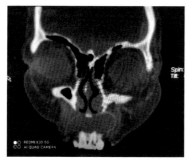

图 40　CT 显示鼻部正中囊性变，双门齿的根尖呈 V 形分离影像，为影像学特点（烟台芝罘医院）

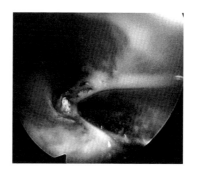

图 41　刺开鼻底隆起溢出囊液
（烟台芝罘医院，彩图见彩插 17）

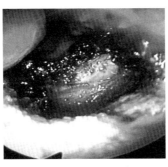 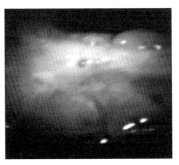

图 42　开窗后改变　　　　　　图 43　3 个月后开窗情况
（烟台芝罘医院，彩图见彩插 18）　（烟台芝罘医院，彩图见彩插 19）

（姜绍红　王艳华　王永福　张芬　李宇玥　张庆泉）

参考文献

1. 张立强，李学忠，蔡小岗，等 . 鼻内镜下鼻口相关囊肿开放术 . 中国医学文摘耳鼻咽喉科学，2020，35（3）：154.

2. Michael Miloro. Peterson 口腔颌面外科学，北京：人民卫生出版社，2011：583-584.

3. 张庆泉，柳忠豪，王春雨，等 . 鼻口腔相关疾病的诊疗现状 . 中国医学文摘耳鼻咽喉科学，2020，35（3）：153.

4. 王磊，袁英，于学民，等 . 鼻内镜手术治疗上颌骨囊肿的临床分析 . 山东大学耳鼻喉眼学，2020，34（6）：31-35.

5. 张庆泉，郭泉，张洪昌，等 . 腭正中囊肿 3 例 . 中华耳鼻咽喉杂志，1992，27（2）：88.

6. 王永福，张庆泉 . 鼻内镜手术治疗腭正中囊肿与开放式手术的比较 . 山东大学耳鼻喉眼学报，2009，23（6）：53-54.

7. 王春雨，张芬，张庆泉，等 . 鼻内镜下经鼻内进路行腭正中囊肿微创手术

21 例临床分析 . 山东大学耳鼻喉眼学报，2017，31（3）：84-86.

8. ELY N，SHEEHY E C，MCDONALD F. Nasopalatine duct cyst：a case report. Int J Paediatr Dent，2001，11（2）：135-137.

9. ELLIOTT K A，FRANZESE C B，PITNAN K T. Diagnosis and surgical management of nasopalatine duct cysts. Laryngoscope，2004，114（8）：1336-1340.

10. ESCODA F J，ALMENDROS M N，BERINI A L，et al. Nasopalatine duct cyst：report of 22 cases and review of the literature. Med Oral Patol Oral Cir Bucal，2008，13（7）：E438-E443.

11. SUTER V G，SENDI P，REICHART P A，et al. The nasopalatine duct cyst：an analysis of the relation between clinical symptoms，cyst dimensions，and involvement of neighboring anatomical structures using cone beam computed tomography. J Oral Maxillofac Surg，2011，69（10）：2595-2603.

12. PEVSNER P H，BAST W G，LUMERMAN H，et al. CT analysis of a complicated nasopalatine duct cyst. N Y State Dent J，2000，66（6）：18-20.

13. KANG J W，KIM H J，NAM W，et al. Endoscopic endonasal marsupialization of nasopalatine duct cyst. J Craniofac Surg，2014，25（2）：e155-e156.

14. WU P W，LEE T J，HUANG C C，et al. Transnasal endoscopic marsupialization for a huge nasopalatine duct cyst with nasal involvement. J Oral Maxillofac Surg，2013，71（5）：891-893.

15. 邢虎，王照亮，王琪 . 腭正中囊肿 . 中国耳鼻咽喉头颈外科，2004，11（4）：260-261.

16. 殷泽登，欧小毅，黎万荣，等 . 鼻窦黏液囊肿造袋术的组织病理学基础 . 中国耳鼻咽喉颅底外科杂志，2004，10（5）：297-299.

17. 应丽韫，赵长青 . 巨大鼻腭囊肿 1 例及文献复习 . 中国耳鼻咽喉颅底外科杂志，2009，15（2）：117-120.

18. 黄选兆，汪吉宝. 实用耳鼻咽喉科学. 北京：人民卫生出版社，1998：18-22.

13. 腭正中囊肿

面部裂隙囊肿系发生于鼻及鼻周软组织、骨组织或骨孔内的各种先天性囊肿，依形成原因和发生部位，可分为鼻前庭囊肿、球上颌囊肿、切牙管囊肿、腭乳头囊肿、鼻背中线皮样囊肿。其中腭正中囊肿是一种罕见的非牙源性面裂囊肿，其位于腭正中线上，腭乳头之后，第 1 例由 Rushton 于 1930 年报道，至 1985 年见于文献的报道仅 17 例，国内 1992 年后陆续有报道。

13.1 发生学说

囊肿发生的原因有多种学说，主要有胚性上皮残余学说和腺管堵塞潴留学说，以前者占主导。腭正中囊肿是面部裂隙在胚胎发育时期面部各突起连接处，上皮延伸发展致成，发生于上颌骨硬腭中线处。在胚胎第 5 周，左右内侧鼻突之间的内侧面，向原始口腔内生长出一短小的突起，称为正中腭突，演化为腭前部的小部分。左右上颌突的内侧面向原始口腔内长出一对长形突起，称外侧腭突，其向中线愈合，形成腭的大部分，其前端与正中腭突愈合。胚胎期第 6 周后腭突在正中线愈合，来自外胚层的上皮细胞消退，中胚层上皮取而代之，若腭突在中线愈合不全，残留的外胚层细胞日后可增生形成囊肿。而持后一种学说者认为腺管堵塞的原因与外伤或感染有关。

13.2 临床表现

目前报道的病例中,男女比例约为 4∶1,发病年龄在 13～52 岁。患者初期常无症状,随着囊肿增大,若向鼻腔突出可出现鼻塞及麻胀感症状。常于口腔检查时被发现硬腭中线出现半球形隆起,表面黏膜正常,触诊常有破蛋壳感或波动感,隆起处穿刺,获囊液可确诊,囊液呈淡黄色或胶冻样,潴留囊肿囊液呈黄褐色含胆固醇结晶;CT 检查可见腭正中部位显单房性圆形或椭圆形骨质透明区,边缘光滑,周围腭部骨质受压变薄。本病的病理学特点为囊肿内衬鳞状上皮或呼吸道上皮,囊壁含纤维成分,囊壁内不含神经、黏液腺和血管成分。

13.3 诊断与鉴别诊断

发生于中线的囊性改变,一般位于前部的与门齿有关的称为鼻腭囊肿,中部及后部的均为腭正中囊肿,也有人称后部中线的囊肿为腭后囊肿。局部穿刺、影像学检查都是诊断的标准。注意与鼻前庭囊肿、球颌囊肿、切牙管囊肿、腭乳头囊肿、鼻背中线皮样囊肿进行鉴别诊断。鼻前庭囊肿指位于鼻前庭底部皮肤下、梨状孔前外方、上颌骨牙槽突浅表软组织内的囊性肿块,囊肿呈骨外生长,表现为一侧鼻前庭、鼻翼附着处或梨状孔外侧部隆起,肿块不会造成腭中线上的膨隆畸形,X 线片上无骨质病变,与牙无关。球上颌囊肿发生于侧切牙与尖牙之间,两牙被压向两侧分离移位,其间膨隆,X 线片见单房小囊肿影,不侵及牙尖,而是在牙根之间。切牙管囊肿、腭乳头囊肿分别发生于切牙管内、管口,可因压迫腭前神经而产生疼痛，囊肿扩展时可突起于鼻腔底或硬腭前部，也可突向口内，X 线片示单房小囊影，或切牙管扩大，病理可见囊壁内含神经、黏液腺和血管成分，而腭正中囊肿囊壁内则不含上述成分。鼻背中线皮样囊肿多见于儿童，好发于鼻梁中线上的任何部位，检查多见鼻中隔中上部向左右囊状膨胀，囊腔离鼻腔底较远。

13.4 治疗及预后

本病治疗早期采用经腭 + 上唇龈沟进路、上唇龈沟进路行囊肿切除，90 年代后随着内镜技术的发展，国内多采用揭盖法治疗腭正中囊肿。

（1）腭 + 上唇龈沟进路：笔者等曾报道患者发生了口鼻瘘，从腭部隆起处切口，往往剥离困难，又做上唇龈沟切口，术中鼻底黏膜破裂，腭部切口置引流条，感染后形成口鼻瘘。腭部黏膜应严密缝合，不置引流条。

（2）上唇龈沟进路：笔者等曾报道翻开鼻底黏膜，对囊肿进行剥离，完整切除囊肿。因切口暴露有限，下列情况囊肿完整切除非常困难：①囊肿较大；②囊肿影响到牙齿或窦腔、鼻中隔者；③囊肿有感染情况，囊壁容易残留，容易导致复发。对于囊肿底部骨质受压明显变薄的患者，术前备好腭护板，防止术后形成口鼻瘘。

（3）揭盖法（即囊肿造袋术）：对有以上问题的患者尽量不行这两种手术，采用揭盖法去除囊肿壁的一部分使其形成永久性造瘘。国内邢虎等进行了报道，鉴于该囊肿的病理学特征，相关的组织病理学基础研究表明由于囊壁一般由含有弹性纤维的结缔组织构成，内衬纤毛柱状上皮与鼻腔黏膜上皮的结构相似，囊肿经揭盖后上皮化，囊壁形成鼻腔黏膜的一部分，对鼻腔功能无影响，是一种有效术式。但是造瘘解剖位置的选择需要结合临床考虑，在鼻内镜引导下，经鼻腔切除腭正中囊肿在鼻底隆起比较明显的一侧全层组织，保留囊壁底部，使囊肿与外界沟通，如双侧切除将人为形成鼻中隔穿孔。这种借助内镜的囊肿揭盖法成功的关键是揭盖造瘘面积要足够大（开口一般在 2.0 cm 以上），瘘口尽量光滑，以利于周围组织的上皮化，防止狭窄和闭锁。采用内镜辅助下的揭盖法可满意暴露囊腔，清除大部分病变，并且防止瘘口的发生，也方便术后复查。本病术后的复发率为 0 ～ 11%。其优点是：①鼻内镜下直视操作，手术简单；②对于腭骨骨质明显吸收变薄的患者，可以完整保留囊肿的底壁、部分腭骨及腭部黏膜，避免了分离囊肿底部有可能导致的口鼻瘘，避免腭护板的使用，术后患者无须禁饮食、鼻饲流质，避免增加患者的痛苦；③避免了上唇龈沟切口导致切牙麻木不适的弊病。

对于腭正中囊肿的治疗依次经历了腭 + 上唇龈沟进路、上唇龈沟进路及鼻内镜下揭盖法 3 个阶段，其中第 3 种较前两种更简便、易行，并发症更少。

13.5 预后及癌变

游锡汀 1990 年曾报道 1 例腭正中囊肿发生癌变，认为颌骨囊肿有长期慢性炎症病史，术中发现囊肿增厚有肉芽组织，应警惕癌变可能，常规送病理组织学检查是必要的。有关颌骨囊肿的癌变文献少有报道，Gerke 于 1948 年曾报道 2 例颌骨囊肿经长期的观察，发展为癌，Baker 于 1979 年报道 1 例发生根尖周囊肿的鳞状细胞癌。

1 例腭正中囊肿病例相关影像见图 44 ～图 48。

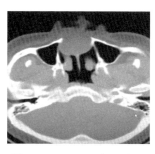 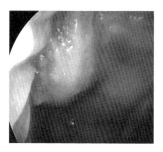

图 44　CT 显示腭部正中囊 性影像（烟台毓璜顶医院）　图 45　腭部的隆起（烟台毓 璜顶医院，彩图见彩插 20）

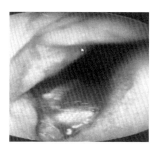 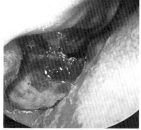 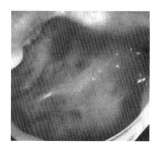

图 46　刺破鼻底隆起囊液 溢出（烟台毓璜顶医院， 彩图见彩插 21）　图 47　开窗后改变（烟台 毓璜顶医院，彩图见彩 插 22）　图 48　4 个月后造瘘口愈 合良好（烟台毓璜顶医院， 彩图见彩插 23）

（王永福　王春雨　张芬　李宇玥　王贝贝　王小雨　程晓娟

张庆泉）

参考文献

1. 黄选兆，汪吉宝，孔维佳 . 实用耳鼻咽喉头颈外科学 . 北京：人民卫生出 版社，2010：92-93.

2. GINGELL J C，LEVY B A，DEPAOLA L G. Median palatine cyst. Joral Maxillofac Surg，1985，43（1）：47-51.

3. 游赐汀. 上颌正中囊肿癌变一例报告. 华西口腔医学杂志，1990，8（4）：305-306.

4. 张庆泉，郭泉，张洪昌，等. 腭正中囊肿三例. 中华耳鼻咽喉科杂志，1992，27（2）：88.

5. 张德力. 腭正中囊肿 6 例报告（摘要）. 耳鼻咽喉头颈外科，2001，8（1）：41.

6. 邢虎，王照亮，王琪. 腭正中囊肿. 中国耳鼻咽喉头颈外科，2004，11（4）：260-261.

7. 徐爱国，胡世明. 腭正中囊肿 1 例. 实用医学杂志，2008，37（8）：1441.

8. CINBERG J Z，SOLOMON M P，MEDIAN P C. A reminder of palate fusion. Ann otol Rhinol Laryngol，1979，88（3）：377-381.

9. HADI U，YOUNES A，GHOSSEINI S，et al. Median palatine cyst：an unusual presentation of a rare entity. Br J Oral Maxillofac Surg，2001，39（4）：278-281.

10. CLAR M. Median palatine cyst-report of a case of unusual size. N Y State Dent J，1980，46（1）：20-22.

11. WIESSENFIELD D. Cysts in the Jaw//Scully C. The Mouth and Perioral Tissues. Oxford：Heinmann，Medical books，1989：49-62.

12 GNANASEKHAR J D，WALVEKAR S V，AL-KANDARI A M，et al. Misdiagnosis and mismanagenent of a nasopalatine duct cyst and its corrective therapy：a case report. Oral Surgery Oral Medicine Oral Pathollgy Oral Radiology and Endodontics，1995，80（4）：465-470.

13. ELY N，SHEEHY E C，MCDONALD F. Nasopalatine duct cyst：a case report. Int J Paediatr Dent，2001，11（2）：135-137.

14. 张庆泉，宋杰，毛成艳，等.鼻相关外科学.长春：吉林科学技术出版社，2005：224-225.

15. BODIN Z，ISACSSON G，JULIN P. Cysts of the nasopalatine duct. Int J Oral Maxillofac Surg，1986，15（6）：696-706.

16. ANNEROTH G，HALL G，STURGE U. Nasopalatine duct cyst. J Oral Maxillofac Surg，1986，15（5）：572-580.

17. 王永福，张庆泉，于军，等.鼻内镜手术治疗腭正中囊肿与开放式手术的比较.山东大学耳鼻喉眼学报，2009，23（6）：53-54.

18. 应丽韫，赵长青.巨大鼻腭囊肿1例及文献复习.中国耳鼻咽喉颅底外科杂志，2009，15（2）：117-120.

19. 殷泽登，欧小毅，黎万荣，等.鼻窦黏液囊肿造袋术的组织病理学基础.中国耳鼻咽喉颅底外科杂志，2004，10（5）：297-299.

20. ELLIOTT K A，FRANZESE C B，Pitman K T. Diagnosis and surgical management of nasopalatine duct cysts. Laryngoscope，2004，114（8）：1336-1340.

21. BAKER R D，D'ONOFRIO E D，CORIO R L，et al. Sguamous-cell carcinoma arising in a lateral periodontal cyst. Oral Surg Oral Med Oral Pathol，1979，47（6）：495-499.

14. 上颌骨囊肿

上颌骨囊肿可根据组织来源和发病部位分类，由成牙组织或牙演变而来的，称为牙源性颌骨囊肿，较多见；由胚胎时期面突融合线内的残余上皮所致的面裂囊肿和由损伤所致的血外渗性囊肿及动脉瘤样骨囊肿等称为非牙源性颌骨囊肿，较少见（图49，图50）。

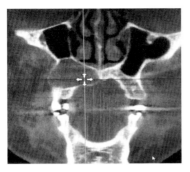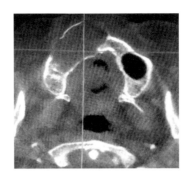

图 49　冠状位 CBCT 显示上颌骨囊肿，未见与牙齿有关（荣成市人民医院王坤供图）

图 50　水平位 CBCT 显示上颌骨囊肿，未见与牙齿有关（荣成市人民医院王坤供图）

14.1 牙源性颌骨囊肿

牙源性颌骨囊肿发生于颌骨，与成牙组织或牙有关。根据其来源不同分为根端囊肿、含牙囊肿、角化囊肿等。（详见牙源性上颌骨囊肿）

14.2 非牙源性颌骨囊肿

（1）球上颌囊肿发生于上颌侧切牙与尖牙之间（胚胎时球状突与上颌突之间），牙常被推挤而移位。X 线片上显示囊肿阴影在牙根之间，根尖呈 V 形分离，囊肿而不在根尖部位。（详见球上颌囊肿）

（2）鼻腭囊肿位于切牙管内或附近（来自切牙管残余上皮）。X 线片上可见到切牙管扩大的囊肿阴影，门齿根尖呈 V 形分离改变。（详见鼻腭囊肿）

（3）腭正中囊肿位于切牙孔之后，腭中缝的任何部位（胚胎时两侧腭突之间）。X 线片上可见缝间有圆形囊肿阴影。亦可发生于下颌正中线处（胚胎时下颌突之间）。（详见腭正中囊肿）

（4）鼻唇囊肿位于上唇底和鼻前庭内（胚胎时球状突、侧翼突及上颌突连接处），囊肿在骨质的表面，也称鼻前庭囊肿。X线片上骨质无破坏现象。在口腔前庭外侧可扪及囊肿的存在。耳鼻咽喉科多将其称为鼻前庭囊肿。（详见鼻前庭囊肿）

14.3 其他特殊类型的囊肿

（1）上颌骨骨损伤所致的血外渗液性囊肿：该类囊肿为非真性囊肿，为上颌骨外伤所致的骨内局部的创伤吸收和渗血所致，外伤史是其首要特点，在外伤的位置出现隆起，可以没有症状，也可以有局部肿胀的感觉，合并感染可以有疼痛。影像学特点可以看到不规则的局部吸收样的改变，也可以由渗血渗液造成膨胀性的影像学改变。病理学改变为没有内壁上皮的局部炎症性变化。

（2）上颌骨动脉瘤样骨囊肿：是一种良性肿瘤样骨病，好发于长骨和脊柱。发生于头颈部的仅占2%，而发生于上颌骨的则更少。真正的病因尚不清楚。可能与外伤或局部病变所致的骨膜下出血有关，或与外伤后骨内修复过程异常有关。也可以由非骨化性纤维瘤、软骨母细胞瘤、纤维结构不良转变而成。

肿瘤呈暗褐色，边界可以部分不清，部分可覆盖骨壳。剖面可呈多房型或蜂窝样囊状改变，表面多覆盖一层薄薄的骨壳，可以不完整，其内含有大小不等含有暗红色血液，或凝血块样的窦腔。临床症状为在局部创伤后发生钝痛，可以累及上颌窦或其他鼻窦。肿瘤穿刺可以有新鲜血液喷射而出，也可以抽出咖啡色液体。可以见到上颌骨和上颌窦的膨胀性改变的密度不均匀的肿瘤影像，DSA造

影可以清楚地显示肿瘤的情况。（详见上颌骨动脉瘤样骨囊肿）

（孙超　王坤　王春雨　杜平功　张庆泉）

参考文献

1. 于勇华，白桦，陈延条．肿瘤放疗增敏的研究和应用现状．国外医学肿瘤学杂志，1997，24（5）：297-299.

2. 赵福运．实用激光治疗学．北京：北京医科大学、中国协和大学联合出版社，1997：79-86.

3. 陈日亭．颌面颈手术解剖．2版．北京：人民卫生出版社，1994：134-150.

4. 邱蔚六．口腔颌面外科学．4版．北京：人民卫生出版社，2000：219-265.

5. 马大权．口腔颌面部恶性肿瘤//郑麟蕃，张震康．实用口腔科学．北京：人民卫生出版社，1993：317-352.

6. 马大权，章魁华等．口腔颌面部恶性肿瘤患者术后营养支持性治疗的临床研究．中华口腔医学杂志，1994，29（5）：280-282.

7. 郭传瑸，王鹏来，马大权．营养学手段干预肿瘤生长．现代口腔医学杂志，2000，14（4）：275-276.

8. 郭传瑸．颈淋巴清扫术及口腔颌面部肿瘤的非手术治疗//俞光岩，高岩，孙勇刚．口腔颌面部肿瘤．北京：人民卫生出版社，2002.

9. 邱蔚六．口腔颌面外科理论与实践．北京：人民卫生出版社，1998：211-222，1222-1229，1351-1380.

10. 李宝民，周定标，段国升，等．头颈部高血运病变的血管内栓塞治疗．中华神经外科杂志，1996，12（4）：200.

11. MURTI P R，WARNAKULASURIYA K A，JOHSON N W，et al. p53

expression in oral precancer as a marker for malignant potential. J Oral Pathol Med 1998，27（5）：191-196.

12. FOEASTIERE A A. Randomized trials of induction chemotherapy. A critical review. Hematol Oncol Clin Nor Am，1991，5（4）：725-736.

13. SCHNEIDER M，ETIENNE M，MILANO G，et al. Phase Ⅱ trial of cisplatin，fluoouracil，and pure folinic acid for locally advanced head and neck cancer：a pharmacokinetic and clinical surgery. J Clin Oncol，1995，13（7）：1656-1662.

14. JAULBERRY C，RODRIGUE J，BRUNIN F，et al. Induction chemotherpy in advanced head and tumours：results of two randomised trials. Int J Radiat Oncol Biol Phys，1992，23：483-489.

15. BRADLEY P F. A review of the use of the neodymium YAG laser in oral and maxillofac Surgery. Br J Oral Maxillofac Surg，1997，35（1）：26-35.

16. ZHAO F Y，ZHANG K H，JIANG M J. The use of the ND-YAG laser in the treatment of malignant tumours of the oral and maxillofacial regions. Lasers Med Sci，1991，，6（2）：179-184.

17. ACKERMANN K. Laser applications in haemostasis following oral surgery// Land W，Aumiller J，eds. Munchener Medizinische Wochen Schift. MMW Medizen Verlag：Munchen，1986：2-4.

18. TEITELBAUM G P，HALBACH V V，FRASER K W，et al. Direct -puncture coil embolization of maxillofacial high-flow vascular malformations. Laryngoscope，1994，10411（pt1）：1397-1400.

19. 李树玲 . 新编头颈肿瘤学 . 北京：科学技术文献出版社，2002：629-720.

20. 邱蔚六 . 口腔颌面外科学 . 北京：人民卫生出版社，2001：266-279.

21. 邱蔚六 . 口腔颌面外科理论与实践 . 北京：人民卫生出版社，1998：640-695.

22. 俞光岩，高岩，孙勇刚．口腔颌面部肿瘤．北京：人民卫生出版社，2002：104-230.

23. 郑麟蕃，张震康．实用口腔科学．北京：人民卫生出版社，1993：317-350.

24. 张志愿．口腔颌面肿瘤学．济南：山东科学技术出版社，2004：321-375.

25. 张震康，樊明文，傅明魁．现代口腔医学．北京：科学技术出版社，2003：1020-1032.

26. 邹兆菊，马绪臣．口腔颌面医学影像诊断学．北京：人民卫生出版社，1997：86-120.

15. 牙源性上颌骨囊肿

牙源性颌骨囊肿系指牙齿形成器官的上皮或上皮剩余发生的一组颌骨囊肿。一般可分为炎症性和发育性两大类。前者则与颌骨内存在的炎症灶有关，后者由牙齿发育或萌出过程中的某些异常所致。根据发病部位，可分为上颌骨囊肿和下颌骨囊肿。临床上常见的炎症性颌骨囊肿为根端囊肿，发育性颌骨囊肿为含牙囊肿、牙源性角化囊肿等。目前人们对于牙源性颌骨囊肿的组织来源和发病机制认识尚不明确，许多理论仍建立在推测的基础之上。一般认为牙源性颌骨囊肿的衬里上皮来源于牙源性上皮剩余，而不同囊肿可能来源于不同的上皮剩余。如根端囊肿可能来源于 Malassez 上皮剩余，含牙囊肿可能来源于缩于釉上皮。

牙源性颌骨囊肿根据其来源不同分为以下几种。

（1）根端囊肿：为最常见的颌骨囊肿，是由于根尖肉芽肿慢性炎症刺激引起牙周膜内的上皮残余增生而致（图51，图52）。增生的上皮团中央发生变性与液化，逐渐形成囊肿，故又称根尖周囊肿。如果根尖肉芽肿在拔牙后未做适当处理仍残留在颌骨内而发生的囊肿，则称为残余囊肿。根端囊肿的发病有较大的个体差异，其发生可能和免疫机制是否存在缺陷有关。

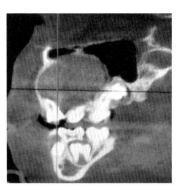
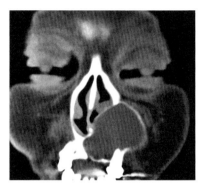

图 51 矢状位 CBCT 显示上颌骨
根端囊肿（烟台市口腔医院）

图 52 冠状位 CT 显示上颌骨根端囊
肿（烟台毓璜顶医院）

（2）含牙囊肿：又称滤泡囊肿，发生于牙冠或牙根形成之后，在缩余釉上皮与牙冠之间出现液体渗出而形成含牙囊肿，多来自单个牙胚，临床上见囊肿含一个牙；也可来自多个牙胚，临床上囊肿含多个牙。在替牙期，恒牙基本形成即将萌出时形成的含牙囊肿也称萌出囊肿。

（3）角化囊肿：来源于原始的牙胚或牙板残余，世界卫生组织将其归类于始基囊肿，但角化囊肿可以含牙，其内容物为白色或黄色的油脂样角化物质，其生物学行为具有局部侵袭性，较易复发或恶变，在组织学上衬里上皮增生较为活跃。这些特点有别于始基囊肿，因此，两者宜分开讨论（详见牙源性上颌骨角化囊肿）。

15.1 临床表现

牙源性上颌骨囊肿多发生于青壮年，可发生于上颌骨的任何部位。约 60% 的根端囊肿发生于上颌骨，以上颌切牙和单尖牙为好发部位；上颌骨含牙囊肿的好发部位为上颌单尖牙和上颌第三磨牙；牙源性角化囊肿发生于上颌者以第一磨牙后区多见。发生于上颌骨的囊肿有其特殊性，前部毗邻鼻腔，后部毗邻上颌窦，而且囊肿主要位于骨内，早期比较隐蔽不易被发现，一般只有出现临床症状时才就诊。位于前牙区的囊肿，如果发展到较大时，可出现唇腭向的膨隆，甚至突入鼻底，引起鼻底部膨隆。当表面骨质变为极薄的骨板时，可扪及乒乓球样感，若此层极薄的骨板也被吸收，则可出现波动感。位于后牙区的囊肿，当病变发展到较大时，可侵入上颌窦，将眶下缘上推，而使眼球受到压迫，影响视力，甚或产生复视。邻近牙齿受压，根周骨质吸收，牙齿可出现松动、移位。X 线表现为一圆形或卵圆形的投射区，边界清楚，周围常呈现一明显白色骨质反应线。

15.2 诊断

可根据病史及临床表现进行诊断。穿刺是一种比较可靠的诊断方法，含牙囊肿或根尖周囊肿穿刺可抽出草黄色或草绿色囊液，角化囊肿穿刺可见白色角蛋白样物质混杂其中。X 线检查有助于诊断。含牙囊肿 X 线表现为圆形透射区，囊腔内可含一个未萌出的牙冠；角化囊肿 X 线表现为单房或多房性透射区，边缘呈扇形切迹，有时伴有牙根吸收；根端囊肿 X 线表现为根尖区有一圆形或卵圆形透射区，边界清晰，部分透射区周围有薄层阻射线。牙源性颌骨囊肿的诊断应综合考虑其临床、X线和组织病理表现。

15.3 治疗

根据囊肿的类型、病变部位和范围，以及患者的年龄和身体状况可以选择不同的治疗方法。目前颌骨囊肿主要的治疗方法包括保守治疗和手术治疗。对于小的根尖周囊肿，一般实行完善的根管治疗，囊肿可逐渐骨化、消失。对于较大的囊肿，范围超出一个牙根甚至多个牙根者，临床上需手术治疗。手术治疗术式包括刮除术、开窗术及颌骨切除术。较小的颌骨囊肿（直径小于3.5 cm）一般采取刮除术，都能取得较好的临床效果。切口设计可选择弧形切口、角形切口或梯形切口，切开黏膜及骨膜，翻瓣，动力系统开窗，显露囊壁，用骨膜分离器将囊壁自骨壁剥离，将囊肿全部摘除；冲洗创口，止血后缝合。而较大的颌骨囊肿（直径大于3.5 cm）或周围邻近重要结构的颌骨囊肿治疗首选方式不再是刮除术，开窗术因创伤小，操作简单，易于开展，能最大限度地保留周围组织结构和功能，而逐渐成为较大颌骨囊肿治疗的首选。颌骨切除术的主要适应证是囊肿破坏范围大，多次复发的牙源性角化囊肿。

临床上日渐盛行的开窗术是保存性功能外科术式，对于治疗大范围囊肿优势明显。上颌骨囊肿如范围较广，可突入鼻底或上颌窦内。传统的经口进路开窗，开窗位置一般位于口腔前庭或牙槽嵴顶，开窗口的大小直径一般在1 cm以上，术后需要制作囊肿塞来维持开窗口的大小及防止食物残渣进入囊腔内。近年来随着鼻内镜外科技术的飞速发展，鼻内镜在治疗上颌骨囊肿方面也取得了很好的应用。在鼻内镜下用穿刺锥穿刺经下鼻道或中鼻道开窗，术后鼻腔内填塞膨胀海绵，2～3 天后抽出膨胀海绵。

15.4 体会与思考

对于一些大型的上颌骨囊肿，尤其是突入鼻底或突入上颌窦的上颌骨囊肿，有时经口进路行开窗治疗有一定的局限性，随着鼻内镜技术的发展，经鼻进路行开窗治疗可取得与经口开窗同样的临床疗效。

经口进路行开窗术，位置深，视野暴露差，手术创伤大，术后并发症较多，如口鼻瘘、口腔上颌窦瘘，或开窗放置囊肿塞或引流管，需长期冲洗换药，而且影响进食和口腔清洁，术后发生牙龈炎或牙龈退缩的风险高，舒适度也较差。

经鼻内镜开窗手术具有视野清晰、开阔，暴露深部解剖结构，无死角，手术操作更加精细，风险低、创伤小等优点。而且手术创口位于鼻腔内，较为隐蔽，对患者的进食功能基本没有影响。

上颌骨囊肿开窗术的关键是保持开窗口的通畅，上颌窦与鼻腔本来就有自然窦口相通，经鼻开窗可以长期保持引流口的开放，降低复发的风险，而经口开窗可以维持一段时间的开窗，一旦窗口闭合，有复发的风险或需要立即行二次手术。

术后囊壁上皮可发生病理学转归，形成与开窗口病理性质一致的上皮，因此开窗术不强求所有囊壁完全切除。

中国医学临床百家

2 例上颌骨囊肿病例的相关影像资料见图 53 ～图 60。

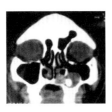
图 53　上颌骨含牙囊肿累及上颌窦的 CT 改变（烟台芝罘医院）

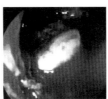
图 54　鼻内镜下下鼻道进路见腔内牙齿（烟台芝罘医院，彩图见彩插 24）

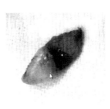
图 55　拔出的牙齿（烟台芝罘医院，彩图见彩插 25）

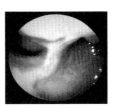
图 56　术后 3 个月10 天开窗情况（烟台芝罘医院，彩图见彩插 26）

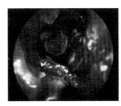
图 57　鼻内镜下下鼻道开窗暴露囊肿（烟台市口腔医院，彩图见彩插 27）

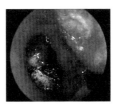
图 58　囊肿破溃，清理囊壁（烟台市口腔医院，彩图见彩插 28）

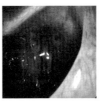
图 59　术后 2 个月上颌窦腔改变（烟台市口腔医院，彩图见彩插 29）

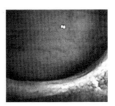
图 60　术后 3 个月上颌窦腔黏膜已经正常（烟台市口腔医院，彩图见彩插 30）

（徐大朋　孙超　王艳华　王春雨　杜平功　于晓红　张庆泉）

参考文献

1. 张志愿，石冰，张陈平 . 口腔颌面外科学 .8 版 . 北京：人民卫生出版社，2020.

2. 高岩，孙宏晨，李江 . 口腔组织病理学 .8 版 . 北京：人民卫生出版社，2020.

3. 王磊，袁英，于学民，等 . 鼻内镜手术治疗上颌骨囊肿的临床分析 . 山东大学耳鼻喉眼学报，2020，34（6）：31-35.

4. 王春雨，张庆泉，张芬，等 . 鼻口腔相关外科学理念的建立与临床应用 .

中国医学文摘耳鼻咽喉科学，2018，33（4）：303-305.

5. 王晓山. 32例根尖囊肿的保守治疗临床疗效观察. 临床口腔医学杂志，2008，23（12）：744-745.

6. 赵怡芳，刘冰. 颌骨囊肿的手术治疗. 继续医学教育，2006，20（22）：83-85.

7. 陶谦，何悦，刘冰，等. 开窗治疗颌骨囊性病变的专家共识. 口腔疾病防治，2020，28（2）：69-72.

16. 牙源性上颌窦表皮样囊肿

牙源性上颌窦囊肿是上列牙发育障碍或病变形成并突入到上颌窦内的囊肿，包括含牙囊肿和牙根囊肿。牙源性上颌窦表皮样囊肿比较罕见，目前国内外的相关资料报道也较少。皮样囊肿或表皮样囊肿大多好发于口底、颏下、眼睑、额、鼻、眶外侧及耳下等皮肤和黏膜。

16.1 流行病学及病因

表皮样囊肿起源于皮肤外胚层的异位胚胎残余组织，在胚胎早期由皮肤外胚层细胞的移行异常发展而形成，也可由损伤或手术过程中上皮细胞植入深层组织内而形成。表皮样囊肿囊壁仅有表皮结构，不含皮肤附件，囊内常含有脱落上皮、角蛋白、角化细胞、鳞屑、胆固醇及干酪样物等。

16.2 临床表现

可表现为患侧面部胀痛、麻木，随着窦腔内囊肿的逐渐增大可引起患侧面部膨隆，患者伴或不伴上列牙龈肿胀。有的患者可有鼻塞、流涕、嗅觉减退等症状，合并感染时可出现脓涕。向上侵犯眼眶可引起眼部症状，如眼球移位、溢泪、复视、头痛、眼痛等。患侧鼻腔外侧壁向鼻腔内隆起，伴或不伴中鼻道脓性分泌物，患侧面部隆起，可有压痛，检查患侧牙龈，伴有感染时可出现牙龈肿胀、压痛、牙齿缺损等，但检查无瘘管形成。

16.3 检查

详细询问病史，进行局部检查，CT 检查见上颌窦窦腔扩大，并见低密度影，伴周围骨质破坏，窦腔内可见部分高密度影，可以见到牙齿样阴影。

16.4 诊断与鉴别诊断

此类症状和体征，诊断为牙源性疾病是成立的，但是具体为何种牙源性疾病，可考虑多种疾病。

上颌窦含牙囊肿：含牙囊肿好发部位依次为下颌第三磨牙区、上颌尖牙区、上颌第三磨牙区和下颌前磨牙区。早期无症状，较大时出现颌骨膨隆，骨质变薄，如囊肿增大、颌骨膨胀明显可扪及乒乓球感，除来源于多余牙者外，一般囊肿部位有牙齿缺失，囊液多为草黄色或草绿色，清亮，感染后则囊液混浊或呈白色脓性稀薄液。

上颌窦表皮样囊肿：影像学可见密度不均匀的改变，其内为白色上皮样组织，伴有部分液化情况。

16.5 治疗

手术彻底切除可治愈。如果未能去除完整的囊壁或引流不畅，囊肿可能复发。上颌窦腔内的表皮样囊肿与窦腔骨质密切相连，无明显界限，手术中应完全清除；若仅从唇龈沟进路无法完全清除，为避免面部进路导致瘢痕形成，影响面容，可采取鼻内镜下泪前隐窝进路，或切除鼻腔外侧壁，完全暴露上颌窦腔，利于手术完全清除病灶及引流，防止术后复发，也可以联合鼻内镜和唇龈沟纵形切口内镜下手术。继发感染的表皮样囊肿同时给予抗菌药物治疗，牙齿如果坚韧，可以不必拔除。

【典型病例】

患者，男，35 岁。6 个月前无明显诱因出现右侧鼻塞，流清涕，偶有黄色脓涕，无臭味，伴右侧面部胀痛，无鼻痒，无打喷嚏，无咳嗽、咳痰，曾到烟台某医院就诊，给予抗感染、理疗等治疗后无明显效果。我院门诊检查后诊断为"上颌窦肿块（右）"，为行进一步治疗，于 2018 年 2 月 20 日收入院。查体一般情况好；心肺听诊无明显异常，腹部平软，无明显压痛、反跳痛。专科检查见右侧鼻腔黏膜苍白、水肿，左侧鼻腔黏膜充血、水肿，双侧下鼻甲肥大，鼻腔狭窄，右侧鼻腔见脓性分泌物，上列牙整齐，牙龈无肿胀、充血、触痛。2 月 21 日鼻窦 CT 检查示右侧鼻窦占位并周围受累，底部有牙齿样影像；鼻内镜检查示侧鼻腔黏膜苍白、水肿，左侧鼻腔黏膜充血、水肿，双侧下鼻甲肥大，鼻腔狭窄，右侧鼻腔见脓性分泌物，外侧壁内移，鼻咽部未见明显新生物。

初步诊断：①鼻窦肿块（右侧上颌窦，牙源性？）；②慢性鼻窦炎。

治疗经过：入院后完善相关检查，鼻窦 CT 检查示右侧上颌窦含牙囊肿。腹部 B 超检查示肝囊肿、肝内血管瘤。血常规、尿常规、大便常规、CRP、术前四项、凝血五项、肝功能、肾功能、血糖、血脂、电解质、胸片、肺功能、心电图检查未见明显异常。排除手术禁忌后，于 2018 年 2 月 24 日在气管插管全麻下行鼻内镜下右侧泪前隐窝进路上颌窦肿块切除 + 右侧上颌窦开放术 + 右侧下鼻甲部分切除术。术中见右侧下鼻甲内移变形，向鼻腔隆起，于下鼻甲前部附着处电灼，剥离子于右侧下鼻甲隆起电灼处刺入，扩大骨创，见大量白色上皮样新生物，质脆。清理切除新生物后，后部开窗，并切除后部分内移的下鼻甲，充分暴露右侧上颌窦腔，彻底予以切除。奥硝唑注射液冲洗术腔。术后给予阿莫西林克拉维酸钾静脉滴注抗感染治疗，二乙酰氨乙酸乙二胺静脉滴注止血，氨溴索注射液静脉滴注促进上颌窦分泌物外排，并给予补液治疗。术后病理报告为右侧上颌窦表皮样囊肿。术后 3 天抽出鼻腔填塞的膨胀海绵，右侧上颌窦见血痂及明胶海绵，给予清理，鼻腔及上颌窦窦腔见少许渗血。2 个月复诊见右侧上颌窦腔内大量黄色结痂，伴臭味，每天给予术腔清理后于黄色结痂下方见脓性分泌物，并给予头孢呋辛钠静脉滴注抗感染治疗 4 天，生理海水右侧鼻腔喷鼻，保持鼻腔湿润，鼻腔臭味逐渐消失。定期随访，现在已经随诊 15 个月，患者右侧上颌窦窦腔上皮化良好，无结痂，无脓性分泌物，因为未拔出上颌窦之牙齿，CT 显示上颌窦无炎症表现，牙齿影仍在。仍在定期随访。相关影像资料见图 61 ～图 64。

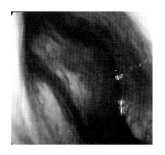 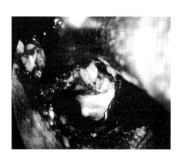

图61　鼻内镜下见右侧鼻腔外侧壁内移（烟台芝罘医院，彩图见彩插31）

图62　泪前隐窝进路，可见白色上皮样物（烟台芝罘医院，彩图见彩插32）

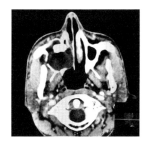 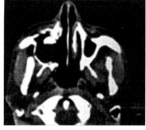

图63　术前右侧上颌窦膨胀性改变，内有牙齿样影（烟台芝罘医院）

图64　术后15个月显示右侧上颌窦术腔，牙齿影存在（烟台芝罘医院）

（于伟　王春雨　张芬　李宇玥　王小雨　王贝贝　程晓娟　周玮

张庆泉）

参考文献

1. 艾松涛，余强，孙明华，等 . 全身多发巨大型表皮样囊肿1例报告 . 复旦学报（医学版），2007，34（6）：921.

2. 李春福，苗凤源，徐冠杰 . 表皮样囊肿及皮样囊肿在耳鼻咽喉科的表现 . 首都医科大学学报，1982，3（2）：140-142.

3. 罗峰，上颌窦表皮样囊肿 1 例报告．国外期刊文摘，1986，2（2）：123-124.

4. 孟文慧．上颌窦内巨大表皮样囊肿 1 例报告．医学理论与实践，2005，18（8）：914-915.

5. 张庆泉，王春雨，孙岩．张庆泉教授团队耳鼻咽喉头颈外科病例精解．北京：科学技术文献出版社，2019：128-130.

6. 张庆泉，张宝玉，陈秀梅，等．双进路鼻窦内窥镜下治疗上颌窦良性占位性病变．山东医大基础医学院学报，2000，24（3）：203-205.

7. 于伟，张芬，张庆泉，等．牙源性上颌窦表皮样囊肿 1 例及文献复习．中国医学文摘耳鼻咽喉科学，2019，34（4）：267-268.

17. 牙源性上颌骨角化囊肿

上颌骨角化囊肿隶属上颌骨牙源性囊肿范畴，是一种特殊的发育性牙源性囊肿，具有特殊的组织病理学特点和侵袭性临床行为，该囊肿有两种变型：散发性囊肿及伴有痣样基底细胞癌综合征的囊肿。也就是说角化囊肿在组织病理学上是介于囊肿与肿瘤之间的特殊类型，复发率较高，且具有一定的恶变概率。

角化囊肿是一种发育性牙源性囊肿，系来源于原始的牙胚或牙板残余，其内容物为白色或黄色的角化物或油脂样物质，典型的病理表现为囊壁的上皮及纤维包膜均较薄，角化囊肿容易复发，有文献报道其复发率为 3%～60%。牙源性角化囊肿的生物学行为具有侵袭性生长的特点，因此提出角化囊肿与一般囊肿不同，应该是一种良性囊性肿瘤。牙源性角化囊肿多见于 10～40 岁的人群，60%的病例发生在 20～30 岁，男性略高于女性，在 X 线片上通常表现为多房型。主要临床特点包括以下 3 点：①该囊肿比其他牙源性囊肿具有更强的侵袭性；②角化囊肿比其他牙源性囊肿具有更高的复发率；③该囊肿可能伴有痣样基底细胞癌综合征。

由于角化囊肿具有较高的复发率，所以在治疗上应力求彻底切除囊肿，以减少术后复发的概率。亦有学者提出对于牙源性角化囊肿宜采用在肿块边界外 5 mm 做扩大切除。传统的口腔颌面外科的治疗理念是经唇龈沟切口行囊肿刮治或切除术，由于切口位于口内，术后影响进食是其弊端，且易出现局部感觉异常；由于口内切口视野较小，术中往往难以彻底清除病变组织，增加了术后复发的可能性。

随着鼻内镜技术的发展，鼻内镜下鼻内开窗的技术已适用于诸多上颌骨囊肿的患者，如上颌骨含牙囊肿、根尖周囊肿、鼻腭囊肿、球上颌囊肿等，其中也包含了一些牙源性角化囊肿的病例。当上颌骨囊肿累及鼻底或上颌窦时，经鼻内镜下鼻内开窗手术使囊肿腔与鼻腔建立永久的引流通道，但对于角化囊肿仅仅建立引流通道是不够的，术中还应注意尽量彻底清除病变组织，以减少术后复发的概率。所以开窗口要足够大，保证开窗口边缘逐步上皮化后不再缩小，这是手术是否成功的关键。因此，术后应力争创造条件减少鼻腔分泌物对开窗口的刺激，促使开窗口边缘尽快上皮化。术后的随访、护理、鼻腔冲洗、鼻用激素、口服促排药物及术后的鼻内镜检查非常重要。

对于青年患者的上颌骨角化囊肿，防止复发和恶变的经典治疗方法是根治切除。我们观察 1 例患者，曾经口内开窗行局部手术治疗 2 次，但是术后又复发，在征得家属和患者同意的情况下行鼻内镜下手术，很好地暴露上颌窦腔，视野清晰，将上颌窦底壁的肿块清除，因为下鼻道进路暴露受限，可以施行下鼻甲前端切开扩大手术进路，或泪前隐窝进路完成手术。因为术后填塞，患者短时间内除鼻塞、鼻腔胀满感外无其他不适，口内没有切口，可正常进食。

综上所述，经鼻内镜下鼻道开窗＋下鼻甲前端切开或泪前隐窝进路治疗上颌骨角化囊肿为有效的治疗方法，因为泪前隐窝进路损伤较大，我们觉得下鼻甲前端切开较为合适。手术在鼻内镜下进行，也可以很好地暴露上颌窦的前下内壁的病变组织，术中清除病变组织也可彻底，操作相对简单，具有视野好、创伤小、出血少、患者痛苦小等优点，且可减少诸多并发症的发生，值得临床推广应用。

【典型病例】

患者，男性，20 岁。右侧上牙区肿胀伴有黄色臭味液体流出 1 周，于 2020 年 9 月 7 日入院。患者 2017 年 5 月曾因右侧面部肿胀不对称，诊断为上颌骨肿块，行唇龈沟切口右侧上颌骨肿块开窗减压术，术后病理报告：上颌骨囊肿。术后 11 个月再次行唇龈沟切口右上颌骨肿块切除术，术后病理报告：牙源性上颌骨角化囊肿。术后 2 年未遵医嘱随访。本次入院前 1 周，出现右侧上牙区肿胀，有时流黄色液体。

患者既往健康，否认高血压、糖尿病病史，否认外伤手术史，父母均健康，无类似病史。

口腔检查：口腔颌面部对称，右侧上颌 16 牙区颊侧黏膜略肿胀，触之较软，无明显波动感，硬腭侧无明显肿胀。耳鼻咽喉专科检查：鼻腔黏膜略充血，鼻甲无明显肿大，鼻前庭、鼻底及鼻腔外侧壁无明显隆起，鼻咽部未见明显异常。口腔 CBCT 示右侧上颌窦下外侧壁、内侧壁见不规则高密度影，可见多个囊腔，囊壁不连续，大者约 2.3 cm×1.8 cm，密度欠均匀，右侧上颌窦下壁及外侧壁见骨质破坏。

诊断：右上颌骨角化囊肿。

治疗：本例患者已经做过两次手术，因为年轻，不能将上颌骨的牙槽部分切除，本身就可能病变切除不完全，具有复发的可能。经和家属交代病情，同意经鼻腔进路将上颌窦内的肿块切除，因为术中先经下鼻道开窗手术，但是上颌窦的下内壁显露欠佳，遂于下鼻甲前端行骨切开，内移下鼻甲前端，扩大进路窗口，内镜下清楚地暴露内下边缘，直视下切除肿块，是施行上颌窦肿块手术的较好选择。

入院后完善术前常规检查，排除禁忌证后于 2020 年 9 月 9 日在气管插管全身麻醉下行经鼻内镜下鼻甲前端切开术上颌骨角化囊肿切除术。术中先用彭氏电刀电凝右侧下鼻道黏膜，骨凿凿开下鼻道骨质，咬骨钳咬除骨质扩大开窗口，进入上颌窦腔，见上颌窦黏膜肿胀，上颌窦外下壁有骨性隆起，凸向上颌窦，占据上颌窦下 2/3，切除骨性囊壁及病变组织，上颌窦下、内侧壁暴露欠佳，遂自下鼻甲前端附着处电灼并切开黏膜，凿开下鼻甲骨前端，并将其推向内上方，充分暴露右侧上颌窦前内下壁及囊壁附着处，清除病变组织、角化物及囊壁，彭氏电刀电凝基底部，查无残留，生理盐水反复冲洗术腔，复位下鼻甲，对位缝合下鼻甲前端黏膜，将 Folgy 尿管球囊端自下鼻道开窗口内置于上颌窦内，注入生理盐水 10 mL 固定，膨胀海绵填塞下鼻道及总鼻道。

术后予以静脉滴注抗感染、止血药物及对症处理，分别于术后 6 及 24 小时抽出 Folgy 尿管囊内液体约 2 mL 减压，缓解患者肿胀不适，术后 72 小时抽出 Folgy 尿管及鼻腔膨胀海绵，术后 1 周鼻内镜检查见下鼻道开窗口通畅，术腔假膜形成。给予鼻腔冲洗、黏膜减充血剂及鼻喷激素，给予口服促排药物等减轻局部水肿等处理。术后病理：上颌骨纤维囊壁组织，内衬复层鳞状上皮，大量炎细胞浸润，符合牙源性角化囊肿。

随访：术后 2 个月复诊，鼻内镜下见开窗口处黏膜上皮化良好，囊腔内少许分泌物，患者无明显不适，继续随访中。

相关影像资料见图 65 ～图 72。

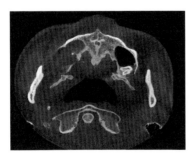

图 65 水平位 CT 右侧上颌窦
不规则密度增高影，骨质破坏
（烟台市口腔医院）

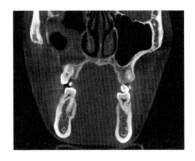

图 66 冠状位 CT 见右侧上颌窦
大面积高密度影，可见多个囊腔
（烟台市口腔医院）

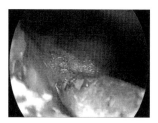
图 67 电灼下鼻甲前端黏膜（烟台市口腔医院，彩图见彩插 33）

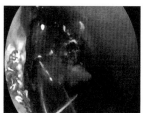
图 68 将下鼻甲推向内上方，扩大术野（烟台市口腔医院，彩图见彩插 34）

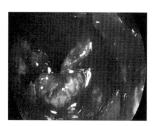
图 69 分离上颌窦内下壁囊壁，清除角化物（烟台市口腔医院，彩图见彩插 35）

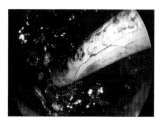
图 70 彭氏电刀电凝基底部（烟台市口腔医院，彩图见彩插 36）

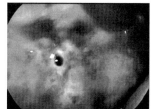
图 71 术后 72 小时抽条见术腔假膜形成（烟台市口腔医院，彩图见彩插 37）

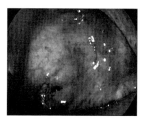
图 72 术后 2 个月开窗口及窦内黏膜上皮化（烟台市口腔医院，彩图见彩插 38）

（王艳华 许玲 孙超 于晓红 张庆泉）

参考文献

1. 钟伟强，周刚，陈耿均，等 . 开窗联合分期刮治术治疗大型颌骨囊肿病变 . 广东牙病防治，2004，12（2）：124-125.

2. 王恩博，李铁军，俞光岩，等 . 复发与初发性牙源性角化囊肿临床 X 线及组织病理学特点对比研究 . 现代口腔医学杂志，2003，17（2）：123-125.

3. 勾洪良，刘红军，赵俊亭，等 . 治疗下颌骨牙源性角化囊肿 56 例体会 . 滨州医学院学报，2011，34（4）：317-318.

4. 赵怡芳 . 牙源性角化囊肿的手术治疗：保守性或根治性方法 . 口腔颌面外科

杂志，2008，18（4）：229-233.

5. 张志愿，俞光岩. 口腔颌面外科学. 北京：人民卫生出版社，2014：308-310.

6. 张庆泉，柳忠豪、王春雨，等. 鼻口腔相关疾病的诊疗现状. 中国医学文摘耳鼻咽喉科学，2020，35（3）152-153.

18. 上颌骨动脉瘤样骨囊肿

动脉瘤样骨囊肿是一种罕见的良性新生物样独立性疾病，具有独特的物理和放射性改变。1919 年 Ewing 首先报道，动脉瘤样骨囊肿是不典型的骨巨细胞瘤。1942 年 Jaffe 和 Lichtenstein 定为现名，此病 50% 发生于长骨，多发于两骨端，75% 发生于肢体的主要长骨、脊柱和骨盆，发生于肋骨、足骨、锁骨、颅骨罕见。多见于大龄儿童和青年人，高峰组为 11～30 岁，男女发病无明显差异，女性发病率稍高。

上颌窦动脉瘤样骨囊肿主要表现为局部肿胀疼痛，疼痛可剧烈，并可比肿胀早期出现，有时起病急骤。病变为上颌窦时，患者多表现为患侧面部肿胀钝痛、鼻塞、囊肿溃破血液流入鼻腔，可出现鼻出血，甚至眼球突出、流泪、牙齿松动、头痛等邻近器官受累症状，需要注意的是动脉瘤样骨囊肿较为特异的表现为囊肿穿刺可抽出不凝血性液体，压力高，可见鲜红色血液喷出，甚至可推动穿刺针针拴后移。

影像学检查对动脉瘤样骨囊肿的诊断有很大帮助，X 线检查根据自然演变可分为以下 4 期。初期：骨溶解区边界清楚，伴骨膜变薄、上抬；活动期：形成特征性的"气球样"外观；稳定期：特征性"皂泡样"改变；治愈期：病灶进行性钙化、骨化形成一致密的骨块。必要时可行 CT 检查，CT 检查能够更清晰地显示病变，对动脉瘤样骨囊肿的诊断有重要的参考价值。血管造影可将其与血管瘤予以区别，本病造影时可见病变部位造影剂密度增加，但无异常的血管影像，此点可与血管瘤鉴别。

根据患者的症状、体征、穿刺抽出压力高的不凝血及 X 线特异性表现，应考虑到本病。但由于本病罕见，医务人员对本病的认识不够，容易漏诊。此外，其临床表现、X 线征象等有时无特异性，与其他的骨肿瘤难以鉴别，以致本病的漏诊、误诊率很高。上颌窦动脉瘤样骨囊肿的最后确诊取决于病理结果。其主要的病理表现为肉眼呈暗红色多房状囊腔，腔内充满血液或黄色液体，镜下见一些较大的血管腔窦，由纤维组织间隔，其囊腔组织可分为两型：肉芽肿型，囊壁厚薄不等，主要由丰富的多核巨细胞及间质细胞构成，表明病变处于活跃期；纤维型，主要为成熟的纤维组织，亦可见不等量的纤维骨化，囊壁血管改变有中小静脉明显扩张充血，血管壁不同程度的增厚，表明病变处于静止期。

手术切除是治疗上颌窦动脉瘤样骨囊肿的首选方法，也是最有效的方法，如上颌骨部分截除术，但截除术创伤较大，出血多，术前可行颈外动脉结扎术以减少出血。文献报道也可行刮除术＋植骨术，但复发率高达 25%。也有学者认为刮除后可结合液氮冷冻治疗，效果较好，Peters 等回顾了 80 例采用刮除术辅以冷冻治疗的患者，仅有 5% 的患者复发，且再次采用以上方法治疗都已痊愈。对不宜手术的患者，可行放射治疗，其机制在于引起血管炎，使血管栓塞，并且纤维化、骨化而治愈，但临床上有放疗后局部继发肉瘤的报道，需谨慎采用，本病为良性病变，预后多良好，但亦有恶变的可能。

【典型病例】

患者，男性，20 岁。因左侧面部隆起胀痛、左侧鼻塞 5 个月伴左眼流泪 10 天入院。检查见左侧鼻腔外侧壁有光滑淡红色肿块突向鼻中隔，下鼻甲消失，肿块触之有乒乓球样感，穿刺有鲜红色血液喷出。左上颌窦压痛，左眼球突出。鼻窦 CT 示左侧筛窦、上颌窦腔有异常混杂高密度肿块影。上颌窦内壁、外壁、后壁、眶内侧壁骨质压迫吸收。

于全麻下行左侧颈外动脉结扎 + 左侧筛骨、上颌骨部分切除术，术中见左侧上颌窦、筛窦前壁骨质菲薄，内壁消失，窦腔内充满骨囊性肿块。切除后见肿块呈蜂窝状，有大小不等的血窦腔，其壁为骨性。术后病理为上颌窦动脉瘤样骨囊肿。术后 5 天 抽出碘仿纱条，7 天拆线，恢复良好，随访无复发。

相关影像资料见图 73 ～图 77。

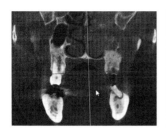 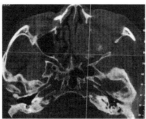 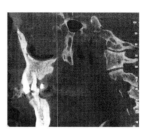

图 73　CT 冠状位示左侧筛
上颌窦密度不均，部分空泡
改变？（烟台毓璜顶医院）

图 74　CT 水平位示筛上
颌窦密度不均改变（烟
台毓璜顶医院）

图 75　CT 矢状位示筛上
颌窦密度不均改变（烟
台毓璜顶医院）

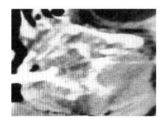 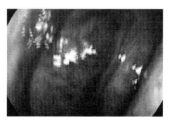

图 76　局部放大的原
片，空泡改变明显（烟
台毓璜顶医院）

图 77　鼻内镜下见中鼻道中
鼻甲处隆起（烟台毓璜顶医
院，彩图见彩插 39）

（陈秀梅　姜绍红　孙岩　张强　张庆泉）

参考文献

1. JEFFE H L，LICHTENSTEIN L. Solitary unaicameral bone cyst：with emphasis on the roentgen picture，the pathologic appearance and the pathogenesis. Arch Surg，1942，44（6）：1004-1025.

2. AFNAN J，SNUDERL M，SMALL J. Intracranial，intradural aneurysmal bone cyst. Clin Imaging，2015，39（2）：297-299.

3. PEETERS S P，VAN DER GEEST I C M，DE ROOY J W J，et al.

Aneurysmal bone cyst: the role of cryosurgery as local adjuvant treatment. J Surg Oncol, 2009, 100（8）: 719-724.

19. 牙源性上颌窦炎

由牙或牙周围组织疾病引起上颌窦底结构的破坏，从而引起上颌窦炎，称为牙源性上颌窦炎，发病率约占上颌窦炎的 10%。与非牙源性上颌窦炎不同，牙源性上颌窦炎有其独特发病特点及治疗理念。本节从以下几方面阐述该疾病。

19.1 解剖因素及特点

上颌窦是人类最大的一对鼻窦，也是各鼻窦中发育最早的。其发生始于 3 个月的胎儿期。12 ～ 14 岁，即刚进入恒牙期时，是上颌窦发育的高峰期，此时窦腔体积平均为 15 ～ 20 mL，结束于 14 ～ 16 岁。第二磨牙牙根根尖距离上颌窦底最近，然后依次是第一磨牙、第三磨牙、第二前磨牙、第一前磨牙、尖牙。恒牙萌出后，随着恒上颌窦的发育和持续气化，磨牙甚至前磨牙、尖牙的根尖有时可见于上颌窦内。上颌窦底通常由较厚的皮质骨构成，牙源性感染不易进入上颌窦内。然而随着年龄增长，上颌窦底骨质减少，与根尖之间仅存一呼吸道上皮的黏骨膜，称为施耐德膜。正常的健康的上颌窦黏膜的平均厚度大约为 1 mm，但有相当大的个体差异。通常，2 mm 被视为一个可靠的病理学黏膜肿胀的厚度。

19.2 流行病学特点

1970 年之前报道的牙源性上颌窦炎中，有 10% ～ 12% 的病例归因于牙源性感染。后续的报道中，这个比例为 31% ～ 51.8%。随着鼻内镜手术的增加，这个比例在持续增高。

19.3 病原学分析

牙源性上颌窦炎是一种由口腔和上呼吸道细菌共同感染的多菌感染，以厌氧菌为主。主要厌氧菌包括普氏菌属、消化链球菌属，主要需氧菌包括金黄色葡萄球菌、肺炎链球菌，亦发现放线菌、曲霉菌等。

19.4 病理检查

病理表现多为上颌窦黏膜慢性炎，可伴息肉形成，或纤维增生，或两者均有；囊肿性病变，其囊壁为复层扁平上皮衬覆；异位牙根周围组织为慢性炎症改变，时间长者可有上皮形成。

19.5 病因方面的特点

大部分的牙源性上颌窦炎是由于牙槽手术或牙源性感染导致施耐德膜病变所造成。主要的病因可归纳为以下几个方面。

（1）牙髓感染途径：感染始于龋坏或外伤等其他原因导致的牙髓感染，感染通过根管系统到达根尖孔或侧枝根管，进入根尖周牙槽骨，形成根尖周病变，因为上颌窦底的解剖结构薄弱，此时感染导致施耐德膜肿大或破坏（图 78，图 79）。相比慢性感染，其中急性根尖周炎更具有破坏性，其感染会迅速扩散，引起广泛炎症，短时间内，影响上颌窦等组织。

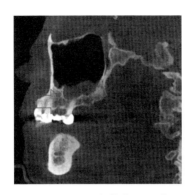 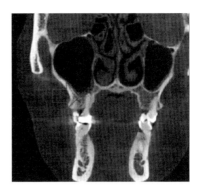

图 78　CBCT 矢状位示牙髓　　　　图 79　CBCT 冠状位示牙髓
感染途径（烟台市口腔医院）　　　　感染途径（烟台市口腔医院）

（2）牙周感染途径：较为少见，感染来源于深牙周袋及牙周脓肿，经较为疏松的上颌牙槽骨，到达上颌窦底（图 80，图 81）。

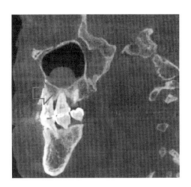 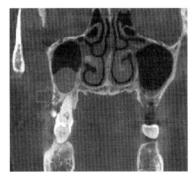

图 80　CBCT 矢状位示牙周感染　　　图 81　CBCT 冠状位示牙周感染
途径（烟台市口腔医院）　　　　　途径（烟台市口腔医院）

（3）颌骨囊肿感染：少数情况下，上颌窦内的异位第三磨牙的含牙囊肿也表现为牙源性上颌窦炎。含牙囊肿增大，骨壁变薄，甚至消失，突入上颌窦内（图 82，图 83）。

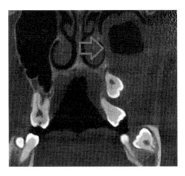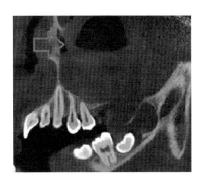

图82 CBCT 冠状位示颌骨囊肿
感染途径（烟台市口腔医院）

图83 CBCT 矢状位示颌骨囊肿
感染途径（烟台市口腔医院）

（4）医源性感染

①牙槽外科：口腔上颌窦交通及上皮形成的口腔上颌窦瘘是牙槽外科的常见并发症。口腔上颌窦交通，作为拔牙的常见并发症，也是牙源性上颌窦炎最常见的病因。在拔除上颌后牙过程中，分根或不慎断根后，在视野不佳情况下盲目取根，若上颌窦底薄弱，易将牙根推入上颌窦。在治疗根尖周炎、根尖周肉芽肿、根尖周囊肿，行根尖切除术时，因周围骨受侵蚀，上颌窦底骨质更加薄弱，亦容易导致口腔上颌窦交通（详见口腔上颌窦瘘）。

②根管治疗：根管治疗不完善，根尖部残余感染或坏死组织，导致根尖周病变；另外根管治疗中充填材料被挤出根尖孔，也会增加牙源性上颌窦炎的风险（图84）。

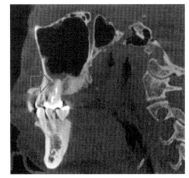

图84 CBCT 矢状位示根管治疗不完善导致牙源性上颌窦炎（烟台市口腔医院）

③种植手术：上颌后牙区种植手术的术后感染，到达或突破施耐德膜，造成上颌窦感染，可导致种植失败，或更严重的并发症，如眶内蜂窝织炎、颅内感染、骨髓炎等。为增加种植骨量而进行的上颌窦提升术，其术后感染亦造成上颌窦的感染。

19.6 临床表现

主要症状是患侧面部肿痛或上颌窦区压痛。鼻部症状为患侧的脓性鼻漏，常表现为后鼻漏、鼻腔恶臭等。口腔表现因发病原因不同而不同：牙髓及根尖周病变来源者，可有剧烈牙痛、前庭沟肿痛等；牙周来源者可有牙齿松动、深牙周袋、牙周溢浓等；拔牙导致的口腔上颌窦交通或牙根移位等，表现为拔牙创流脓、口鼻空气流通等症状；种植牙来源可表现为种植体周围炎；手术所致者表现为术区感染症状、口腔上颌窦交通症状等。

19.7 临床检查

（1）口腔检查：上颌口腔前庭沟是否红肿，按压牙槽骨是否有乒乓球样感，若有乒乓球样感提示颌骨囊肿。牙体检查：牙体组织是否缺损，有无隐裂、龋洞，探诊龋洞是否疼痛；牙髓活力测试，电活力测试或热活力测试，牙髓失活，提示牙髓坏死。牙周检查：是否有牙石，松动度检查，牙周探诊，包括探诊是否有深牙周袋及脓液、探诊深度等。若有拔牙史，检查拔牙创愈合情况，是否有口腔上颌窦交通或口腔上颌窦瘘，可通过捏鼻鼓气法判断。

（2）鼻窦检查：无明显特异性，前鼻镜检查可见鼻黏膜肿胀，化脓性炎症可在患侧中鼻道上颌窦口附近有异常分泌物，或于患侧上颌窦体位引流出脓液；上颌窦前壁可有压痛及叩痛。

（3）辅助检查：影像学检查是牙源性上颌窦炎诊断的重要方法。

①根尖片对于根尖周病变有较好的显示效果。全景片可显示上颌骨囊肿、移位牙根等，但由于其影像拉伸变形，不利于定位，且对于上颌窦内的颌骨囊肿和上颌窦间隔不易鉴别。

② CT 作为三维成像技术，能够更好地显示上颌窦及周围组织，被认为是上颌窦充分成像的"金标准"，因其有高分辨率和辨别骨和软组织的能力。矢状位和冠状窦 CT 视图可以显示根尖周脓肿与窦底的关系，并确定折断牙根在上颌窦内的确切位置。

③锥形束 CT，即 CBCT，尽管软组织质量降低，但 CBCT 的辐射剂量小，约为常规薄层 CT 的 10%，且聚焦于骨性细节图像。对于根尖周病变、囊肿、口腔上颌窦交通、骨缺损、上颌窦底病变等骨组织改变显示清晰，对软组织改变分辨欠佳。

19.8 诊断及鉴别诊断

应综合病史、口腔检查、鼻腔检查及影像检查等，根据单侧上颌窦患病、临床上能检查到有相关的患侧上颌病变牙或种植体，影像学检查可见上颌窦底黏膜增厚，可初步诊断为牙源性上颌窦炎。手术处理患牙和上颌窦病变后，症状有缓解可进一步明确诊断。病理检查特异性不高，但可排除其他病变如肿瘤等。

牙源性上颌窦炎需与鼻源性上颌窦炎相鉴别。既往无鼻窦炎病史，单侧鼻腔、鼻窦病变，提示牙源性上颌窦炎可能性大。牙痛及体检见龋齿特异性不强，因为鼻源性上颌窦炎易导致邻近的牙痛敏度增加，且患者也常同时患有牙病。牙源性上颌窦炎需与单侧出血坏死性息肉、真菌性上颌窦炎、早期上颌窦癌、上颌骨恶性肿瘤鉴别。特征性的临床症状、体征和影像学检查，如恶性肿瘤侵犯眶下神经导致眶下区麻木，侵犯眶内容物导致眼球突出视力改变，真菌性上颌窦炎引起的上颌窦内真菌性团块导致 CT 显示上颌窦内密度不均匀等可有助于鉴别。早期病变或症状不典型者多依赖病理检查。

19.9 治疗

治疗原则为去除病因、建立引流、控制感染和预防并发症。

（1）急性期：全身应用抗菌药物；治疗病原牙；改善、保持鼻窦通气引流或及早建立引流；严重的牙源性感染及其并发症，文献推荐需使用有效抗菌药物 3 ~ 4 周，另外还包括 2 ~ 3 天的全身或局部应用鼻腔减充血剂。牙源性上颌窦炎是需氧菌和厌氧菌的混合感染，青霉素耐药多，文献多推荐使用头孢菌素、复方新诺明、庆大霉素、青霉素和 β - 内酰胺酶的混合剂及甲硝唑等对鼻窦和口腔细菌都敏感的抗菌药物。

（2）慢性期：鼻腔应用血管收缩剂，保持通畅引流，或用上颌窦灌洗法；治疗或拔除病原牙，去除病灶。对拔除患牙后经局部及全身治疗不愈者，行功能性鼻内镜手术（functional endoscopic sinus surgery，FESS）。有口腔上颌窦瘘者，炎症控制后，行口腔上颌窦修补术。5 mm 以上的瘘口应该在上颌窦炎症已经控制之后行手术修复，且多采用剥离局部黏骨膜做瓣的方法修补瘘口。上颌窦根治术应在拔除患牙 6 个月后进行，一是观察患牙拔除后上颌窦炎的治愈情况，以便决定是否有必要进行上颌窦根治术；二是此时牙槽窝已完全骨性愈合，可避免口腔上颌窦瘘的发生，有助于根治术的成功。

（刘典伟　孙超　杜平功　于晓红　柳忠豪　张庆泉）

参考文献

1. PSILLAS G，PAPAIOANNOU D，PETSALI S，et al. Odontogenic maxillary sinusitis: a comprehensive review. J Dent Sci，2021，16（1）：474-481.

2. SATO K，CHITOSE S I，SATO K，et al. Histopathology of maxillary sinus mucosa with odontogenic maxillary sinusitis. Laryngoscope Investing Otolaryngol，2020，5（2）：205-209.

3. SAKIR M，YALCINKAYA S E. Associations between periapical health of maxillary molars and mucosal thickening of maxillary dinuses in cone-beam computed tomographic images: a retrospective study. J Edod，2020，46（3）：397-403.

4. FERGUSON M. Rhinosinusitis in oral medicine and dentistry. Aust Dent J，2014，59（3）：289-295.

5. GAUDIN R A，HOEHLE L P，SMEETS R，et al. Impact of odontogenic chronic rhinosinusitis on general health-related quality of life. Eur Arch Otorhinolaryngol，2018，275（6）：1477-1482.

6. ZIRK M，DREISEIDLER T，POHL M，et al. Odontogenic sinusitis maxillaris: a retrospective study of 121 cases with surgical intervention. J Craniomaxillofac Surg，2017，45（4）：520-525.

7. AUKŠTAKALNIS R，SIMONAVIČIŪTĖ R，SIMUNTIS R. Treatment options for odontogenic maxillary sinusitis: a review. Stomatologija，2018，20（1）：22-26.

8. 张佳凤 . 牙源性上颌窦炎的诊治分析 . 上海：上海交通大学，2014.

20. 口腔上颌窦瘘

20.1 上颌窦的解剖特点

上颌窦是鼻旁窦中最大的窦，左右各 1 个，位于上颌骨体内，呈不规则三角锥体形，锥底为鼻腔外侧壁，锥尖指向上颌骨颧突。上颌窦下壁由上颌骨牙槽突形成，与上颌第二前磨牙，第一、第二磨牙关系密切。部分个体上颌窦气化明显，第二前磨牙及磨牙牙根可突入上颌窦内。上颌窦与口腔之间的病理性通道称为口腔上颌窦瘘（oroantral fistula）。

20.2 常见病因

最常见于上颌磨牙及前磨牙拔除术后；也可发生于上颌骨囊肿手术、上颌窦根治术及上颌骨肿瘤切除术后；还可见于恶性疾病侵蚀：以上颌窦恶性肿瘤向下侵犯最为常见；上颌贯通伤亦可造成口腔上颌窦瘘。

20.3 临床表现

拔牙引起的口腔上颌窦瘘，捏紧鼻子鼓气，可见气泡自牙槽窝底血中冒出，用探针探查时探针从口腔可以伸入上颌窦。若断根被推入上颌窦，同时合并上颌窦炎，影像学表现为牙根固定于上颌窦内。

其他原因引起的口腔上颌窦瘘，瘘口较大时多肉眼可见。若存在上颌窦炎或后期继发感染，可出现口腔流脓、口臭、液体性食物向鼻腔反流，以及鼻塞、脓涕、头痛等上颌窦炎症状。因上颌窦恶性肿瘤引起者，还可以有鼻涕或唾液中带血。

部分学者将口腔上颌窦瘘分为急性和慢性两种：①急性口腔上颌窦瘘存在时间不超过 3 周，只要积极处理上颌窦感染，绝大多数瘘口可以自行愈合；②慢性口腔上颌窦瘘的存在时间超过 3 周，此时瘘口已部分或全部上皮化，除手术修复外，无法自愈。

20.4 鉴别诊断

当瘘口较大时，诊断较为容易。对于瘘口较小的病例，早期不易发现，应与上颌窦炎鉴别。上颌窦黏膜因肿胀而阻塞，中、下鼻甲黏膜充血肿胀，中鼻道充满大量脓液或积留在下鼻道内，窦内的脓涕潴留，面颊部疼痛、头部钝痛、下眼睑红肿；头前倾位时有脓涕流出；捏鼻鼓气试验阴性。

20.5 治疗

由于上颌窦发育过大，牙根尖接近窦底，拔牙时造成上颌窦底穿孔，小者无感染时，放置止血材料血凝块充填，可自行愈合。断根进入上颌窦，经拔牙行断根取出术造成瘘口较大（大于 7 mm）时，以及其他原因致较大瘘口产生时，在彻底清创后，需行口腔上颌窦瘘修补术。

20.6 手术方法

（1）带蒂腭瓣修补术。在瘘口腭侧以腭大动脉为轴设计腭黏骨膜瓣。于骨面翻起黏骨膜瓣，旋转覆盖瘘口及周围至少 2 mm 的骨创面，确保旋转瓣无张力，注意保护腭大神经血管束。对位缝合旋转瓣，使其充分覆盖瘘口及周围的骨创面。

（2）颊部滑行瓣修补术。从瘘口周围近远中创缘向颊侧前庭沟做倒梯形切口，从骨面翻起黏骨膜瓣，在组织瓣的基部切开骨膜，充分松解，注意勿切透黏膜。滑行颊部黏骨膜瓣，覆盖瘘口，与腭侧及近远中创缘对位缝合，伤口无张力。

（3）颊腭黏膜桥形瓣修补术。主要适用于瘘口近远中无牙的情况，且无牙区近远中瘘口宽度超过 4 mm 以上。在瘘口的近中或远中无牙区，以瘘口创缘为界向颊侧和腭侧做两个平行切口，从骨面翻起颊腭黏骨膜桥形瓣，松解两侧组织瓣蒂部，组织瓣的宽度以超过瘘口近远中径 4 mm 为宜。滑行桥形瓣，覆盖瘘口，对位缝合。

（4）颊腭黏膜瓣修补术。刮除瘘口处肉芽组织，在其颊侧和腭侧设计颊腭黏膜瓣，为保证腭黏膜瓣的良好血运，瓣的蒂部应与瘘口保持一定的距离。从骨膜上翻起颊黏膜瓣，注意组织瓣的厚度；从骨面翻起腭黏骨膜瓣，削去组织瓣及瘘口周围上皮。翻转腭黏骨膜瓣覆盖瘘口，缝合固定瓣表面，缝合固定于颊侧骨膜及周围黏膜与颊侧骨膜上，腭侧滑行颊瓣，覆盖于翻转腭瓣表面，缝合固定于腭侧骨膜及周围黏膜上。

（5）颊脂垫修上颌窦瘘。将瘘口周围的肉芽组织彻底切除。沿切口近、远中向颊侧前庭做梯形切口，掀起黏骨膜瓣，远中切口至前庭沟向后延伸，在颧牙槽突后方暴露颊脂垫。钝性分离后颊脂垫即可疝入口腔内。用无齿镊轻轻提拉将其向前拖出推入骨缺损区，用 3—0 丝线将其无张力间断缝合于腭侧黏膜，最后将黏骨膜瓣复位，颊脂垫与颊侧黏骨瓣间断缝合。部分颊脂垫暴露于口腔中。

部分学者提出常规方法仅能修复软组织，忽略了骨缺损的修复，提倡使用脱细胞真皮基质及小牛脱细胞骨等人工材料修复口腔上颌窦瘘。在充分控制了上颌窦炎的基础上，对于缺损较大的瘘口具有良好的修复效果。

相关影像资料见图 85 ～图 88。

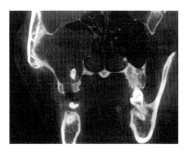

图 85 冠状位 CT 显示右侧上颌口腔上颌窦瘘，牙齿脱入上颌窦内（烟台市口腔医院）

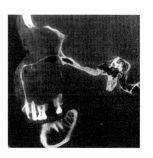

图 86 矢状位 CT 显示口腔上颌窦瘘（烟台市口腔医院）

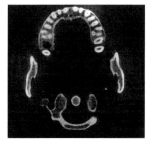

图 87 水平位 CT 显示右侧第七齿处漏入上颌窦（烟台市口腔医院）

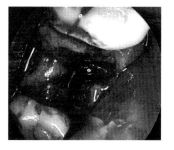

图 88 内镜下可见第七齿瘘孔有血性涕流出（烟台市口腔医院，彩图见彩插 40）

（张学斌 孙超 于晓红 杜平功 柳忠豪 张庆泉）

参考文献

1. 王荣光. 临床鼻科学. 石家庄：河北科学技术出版社，1995.

2. 毛天球. 颌面外科手术与技巧. 北京：人民军医出版社，2005.

3. 张国治、赵怡芳. 口腔疾病鉴别诊断学. 贵阳：贵州科技出版社出版，1992.

4. 洪瑜，曾金表，黄婉灵. 颊脂垫修复口腔上颌窦瘘的临床应用. 口腔颌面外科杂志，1999，9（4）：360-361.

5. BAUMANN A，EWERS R. Application of the buccal fat pad in oral reconstruction. J Oral Maxillofac Surg，2000，58（4）：389-392.

6. 李晓宇，伍靖，曹君，等. 脱细胞真皮基质复合小牛脱细胞骨修复口腔上颌窦瘘. 华西口腔医学杂志，2018，36（6）：633-637.

21. 口腔鼻腔瘘

口腔鼻腔瘘是腭部和鼻腔的底部形成通道，致使食物进入鼻腔，可以给患者造成生活上的不便，会因言语不清形成开放性鼻音，导致社交的困难，所以口腔鼻腔瘘疾病不大，但是对于患者来说影响是比较大的。

口腔鼻腔瘘分为先天性和后天性两种，先天性的口腔鼻腔瘘，宽泛地讲，应该说腭裂就是口腔鼻腔瘘，大多数专家认为其是腭裂的一种独特的类型，目前多数专家还是把口腔鼻腔瘘单列出来，作为一个疾病类型来对待。

后天性的口腔鼻腔瘘的原因很多，多数为手术后的并发症，例如腭正中囊肿手术造成腭部黏膜和鼻底黏膜穿破而形成口腔鼻腔瘘；腭部肿瘤手术后遗留的口腔鼻腔瘘；腭裂手术后愈合不全而遗留的口腔鼻腔瘘；恶性肿瘤放疗后造成的腭部骨坏死所致的口腔鼻腔瘘；磷酸盐类药物化疗造成的腭骨坏死所致的口腔鼻腔瘘；自身免疫病所致的腭部溃疡所造成的软腭的口腔鼻腔瘘等。

口腔鼻腔瘘最大的影响是对进食的影响，根据瘘孔的大小，可以有喝水呛入鼻内、饮食进入鼻内等。鼻涕也可以提前进入口内而不是流入咽部。言语不清是第二大的影响，特别是较大的穿孔，导致开放性鼻音，造成患者社交上的困难。此外，大量未经充分加温加湿的干燥空气进入口腔咽腔致使患者口干舌燥，鼻腔和咽腔的湿化功能减弱，易于结痂等；久而久之可以造成神经功能的紊乱。

口腔鼻腔瘘形成后主要治疗方式是手术修补，根据周围组织的多少和厚度，采取不同的修补方法来进行，简单的办法是佩戴牙托，既可遮盖穿孔，也可改变饮食呛入鼻内和言语不清的弊病。也可以采取腭裂的修补方法进行修补，如果邻近的组织太薄，可以使用远距离的黏膜瓣进行修补，一般多用复合黏膜瓣进行修补，我们在早期进行腭正中囊肿手术时发生了口腔鼻腔瘘，先后采用了局部硅胶塞、上颌牙托等方法患者均不适应，后来使用周围的黏膜组织瓣进行了修补才得以成功，具体手术治疗和典型病例请见手术治疗部分。

（张庆泉　赵立敏　孙岩　孙超　朱宇宏）

中国医学临床百家

参考文献

1. 王大玫. 成形外科学讲座（头颈部）. 昆明：云南人民出版社，1983：91-93.

2. 张庆泉，郭泉，张洪昌，等. 腭正中囊肿. 中华耳鼻咽喉科杂志，1992，27（2）：88.

22. 牙源性上颌骨骨髓炎

颌骨骨髓炎，因各种致病因子入侵颌骨，引起整个骨组织肿块骨膜、骨皮质、骨髓及其中的血管、神经的炎症。常见的有化脓性颌骨骨髓炎、婴幼儿骨髓炎及放射性骨髓炎。临床上以化脓性颌骨骨髓炎最为多见。颌骨骨髓炎的感染来源主要有 3 种途径，即牙源性、损伤性及血源性。牙源性颌骨骨髓炎多见。根据解剖关系分为牙源性上颌骨骨髓炎和牙源性下颌骨骨髓炎。

22.1 发病率及常见病因

由于我国医疗水平的提高，牙源性颌骨骨髓炎发病率已大为下降。青壮年多发，男性多于女性，下颌骨比上颌骨更常见，病情也较重。与下颌骨骨质致密、周围有肥厚肌肉及致密筋膜附着，髓腔脓液积聚不易穿破引流等因素有关。病原菌主要为金黄色葡萄球菌，其次为溶血性链球菌，常见混合感染。

22.2 临床症状体征

（1）急性上颌骨骨髓炎。局部先发生病牙疼痛，迅速延及邻牙，发病急剧，可出现全身症状（寒战、高热）。检查可见牙龈及前庭沟红肿，患区可见多个牙齿松动。常累及上颌窦而发生化脓性上颌窦炎，其局部表现为眶下部明显红肿，涉及眼周致眼睑肿胀。骨质破坏大多呈局限性改变，后期可在内眦、鼻腔及口腔破溃溢脓。

（2）慢性上颌骨骨髓炎。急性上颌骨骨髓炎如未能得到彻底治疗，在2周后可转为慢性上颌骨骨髓炎。在慢性上颌骨骨髓炎期间，急性症状已经大部分消退，全身症状也已经不明显，疼痛显著减轻。局部纤维组织增生、肿胀、触之变硬。发生瘘管后经常溢脓，甚至排出小块死骨。颌骨病变区可有多个牙齿松动，龈袋溢脓。当机体抵抗力再次降低或引流不畅时，可急性发作。

22.3 诊断与鉴别诊断

详细询问病史，进行局部检查，可行X线及CT检查明确诊断。实验室检查提示白细胞总数升高，中性粒细胞比例增大。已形成脓肿时，从脓肿中心穿刺可抽出脓液。应注意与上颌窦癌、颌骨骨肉瘤及骨纤维异常增殖症等相鉴别，必要时应做活体组织检查。

22.4 局部及全身并发症

病情进展的后期，局部可在内眦、鼻腔及口腔破溃溢脓。病情迁延不愈或拖延日久，可导致消瘦、贫血、败血症、颅内感染及器官衰竭等危及生命。

22.5 全身及局部治疗

局部积极治疗是必需的，以及时治疗冠周炎、尖周炎等牙源性感染，对预防牙源性上颌骨骨髓炎有积极意义。如已形成骨髓炎，急性牙源性上颌骨骨髓炎的全身治疗与颌周蜂窝织炎相同，主要是增强机体抵抗力、根据药敏结果选用合适的强有力的药物控制感染。局部治疗重点在于及时切开引流，拔除病源牙。如出现明显全身症状，除一般支持疗法和使用抗菌药物外，可少量多次输血，增强抵抗力，预防败血病。发生慢性牙源性上颌骨骨髓炎时应努力改善机体状况，保持引流通畅，以及时拔除病源牙，在急性炎症稳定后择期行手术彻底清除病灶、刮治或摘除死骨。

（马国伟　孙岩　王永福　张庆泉）

23. 上颌窦癌

上颌窦癌根据病变初发的部位不同，出现的症状也不相同，引起张口困难有多种情况，要看病变初发的部位和具体进展。

可以引起张口困难的部位主要是颞颌关节，咬肌，翼内肌、翼外肌，颞下窝，翼腭窝等，不同部位对张口功能的影响大小，使得张口困难的程度也不相同。如果影响了颞颌关节，那么张口困难就比较严重；如果影响了颞下窝，那就相对较轻；影响肌肉要有一个发展过程，但是如果肿瘤浸润到肌肉的一半以上发展就很快了，但是程度相对较轻；如果肿瘤影响到颞颌关节，因为进程相对缓慢，一旦侵犯到关节腔，张口困难就较重；发生于上颌窦后壁的肿瘤，如果向翼腭窝扩展，并且极易侵犯翼内肌和翼外肌，张口困难就更重了。

上颌窦腔内的肿瘤，发生相对缓慢，早期症状很少，一旦出现症状，就可能比较晚期了。肿瘤早期在窦内黏膜生长，逐渐破坏骨壁扩展至窦外，一般上颌窦癌多发于上颌窦的下半部分，常常破坏上颌窦的前壁累及面部及牙龈组织，或使牙槽骨破坏而使牙齿松动。也可以侵犯上颌窦下壁而从腭部突出口腔。内侧壁破坏突入鼻腔，这时症状就早期出现了。较少部分向后壁破坏而突入翼腭窝，这时张口受限的症状就出现了。向上壁破坏进入框内。向外扩展可以累及颧骨和颞下窝而出现张口困难，突出骨壁后再侵犯咬肌出现张口困难就太晚了。

部分肿瘤侵及眶下和颧部软组织时，可以侵犯耳前淋巴结，此时一般就侵犯咬肌了。

据统计，上颌窦癌发生张口困难的病例约占 15%，多数为肿瘤侵犯后壁向上颌窦后部扩展，累及翼腭窝和翼内肌、翼外肌，此时患者完全可以没有面部的肿胀，仅出现张口困难，使得临床症状扑朔迷离，难以把控，好在现在影像学的进步使得我们不至于束手无策。

出现张口困难的患者，有时来到耳鼻咽喉科就诊，我们对其进行耳鼻咽喉全部检查，特别是内镜、CT 和（或）MRI 的检查。除了以上的检查以外，临床医师一定不要忘记局部触诊，要注意颧骨和颧骨下部位的检查，外观有无膨隆，触诊有无变硬，一定要两侧比较，腭部有无隆起，触诊感觉如何，鼻腔内发现鼻腔外侧壁的隆起，一定要用硬的探针进行局部触诊。另外，观察张口困难的程度，在患者能够忍受的情况下，略微强行张口，询问张口困难和疼痛的部位，此时可以初步判断肿瘤侵犯的位置。

如果有了张口困难，影像学的检查一定要观察上颌窦的外侧壁、后壁和颧骨，注意翼腭窝，此时行 CT 和 MRI 结合检查，能够较好地发现上颌窦后壁的骨质破坏和累及范围，还能够确定肿瘤和中位组织及结构的关系，所以增强 CT 或 MRI 是必要的。

上颌窦癌的手术治疗已经有了相当悠久的历史，自 1829 年 GENSOL 和 1848 年 FERFUSON 进行手术治疗以来已经有了 100 多年，到了 20 世纪 60 年代，手术的范围已经达到顶峰，切除范围已经扩展到上颌骨后、颞下窝，甚至通过颅面联合切除术，包括后部翼腭窝、颅底，尽管如此，晚期的上颌窦癌，若想满意的整块切除已经很困难了。虽然破碎的手术有残留和种植的可能，但是术后的放疗可能弥补一部分遗憾。

目前手术加放疗仍然是上颌窦癌的主要治疗方法，对于此病的诊治要点还是早期发现、早期治疗，我们现在有了鼻内镜检查和影像学的检查，一旦出现症状，先行 CT 检查是必要的，如果有怀疑，下鼻道进路的鼻内镜检查就可以进行了，避免出现晚期的上颌窦肿瘤，大家一定切记，包括耳鼻咽喉科、口腔颌面外科、神经科的临床医师都要注意。

（张庆泉　孙岩　王永福　马国伟　王文一　王坤）

参考文献

1. 李树玲，头颈肿瘤学 . 天津：天津科学技术出版社，1993：376-379.

24. 上颌骨坏死

上颌骨坏死的病例罕见，而大面积的以上颌骨坏死为主的多面骨坏死更为罕见。上颌骨坏死的诱发原因有职业性磷中毒、磷酸盐类药物的应用、肿瘤侵及、放射治疗、感染等。上颌骨坏死以磷酸盐类药物的应用报道较多，放射次之；面部感染所致的上颌骨坏死有极少报道，且身体条件差、慢性疾病者居多，其中以合并糖尿病为主。笔者曾经诊治 1 例患者，本身有糖尿病，平时不控制，血糖经常达到 20 mmol/L，一次因为牙齿和面部的小的感染，未得到及时控制，感染逐步加重，而且阴沟肠杆菌感染，更促使局部感染扩散加重，致使上颌骨等面骨的骨膜、肌肉的筋膜坏死进而造成上颌骨失去血运，坏死逐步扩大以致险些丧失生命。

颌面部感染的致病菌主要为革兰阳性球菌，Yuvaraj 等对 88 例口腔颌面部感染患者的分泌物进行细菌培养显示有 68.2% 存在需氧菌感染；厌氧菌是口腔的常驻菌，也可发生厌氧菌感染，其检出率可能低于实际的感染率；高度重视混合感染的发生，多科室共同诊治能提高治疗的成功率，降低病死率。本例患者感染的致病菌是阴沟肠杆菌，极易引起伤口、呼吸系统、泌尿系统、血液系统等多部位感染。由于广谱抗菌药的广泛和不合理应用，使得阴沟肠杆菌对 β - 内酰胺类抗菌药物的耐药率持续增加，其主要的耐药机制为产超广谱 β - 内酰胺酶和 AmpC β - 内酰胺酶，增加了临床治疗的难度。如果患者本身有多年的糖尿病，再合并阴沟肠杆菌感染，使得感染坏死迅速扩展，导致上颌骨骨膜及周围肌肉的筋膜坏死，上颌骨的血运障碍致使骨发生坏死。

糖尿病是造成颌面部严重感染坏死的重要因素，机体免疫功能降低，防御能力下降，有利于细菌的生长繁殖。在高血糖、炎症反应的作用下，上颌骨的滋养血管血液循环障碍，血栓形成或栓塞，感染后导致上颌骨大范围的坏死。年老体弱的患者、免疫力下降的患者都可能发生同类改变，所以在治疗常见性疾病时既要控制饮食，更要加强患者的营养支持，必要时采用鼻饲流质饮食或静脉营养支持。

治疗上颌骨坏死的患者，一定要和内科相关科室联合治疗，密切合作。内科密切观察，负责全身情况的调控，脑部、肺部感染的控制，免疫力的提高，体质的增强，预防和减少全身并发症的发生。耳鼻咽喉科或口腔科负责局部切除坏死组织，逐步开放累及的鼻窦，可以先保留上颌骨的骨架，特别是腭部，以免影响进食，后来逐步扩大到翼腭窝、额窦底、蝶窦前缘、鼻中隔中下缘、眼眶内的骨膜、周围组织的筋膜等相关累及的组织和结构，不能姑息，包括切除已经失去视力的眼球。护理应该加强基础及全面护理，密切观察，妥善处理一丝一毫的问题，综合治疗，使得感染逐步得以控制，挽救患者的生命。

我们遇到的患者患有糖尿病多年，最早的感染起源于牙源性感染，感染逐渐加重；面部脓肿切开引流后，感染还进一步加重，出现组织坏死；患者来医院后，经过多学科会诊，给予全身控制感染、清创和坏死组织的切除、营养支持、控制血糖、心理护理等综合治疗。在细菌培养发现阴沟肠杆菌后，选择敏感药物抗感染治疗，患者全身状况逐渐改善、炎症逐渐好转。

我们通过对上颌骨坏死病例的治疗，总结如下几点心得体会。①糖尿病患者的感染，尤其是颌面部的感染，病情复杂多变，可以导致面部出现改变，造成不良心理影响；同时可能会引起肺部感染、脑脓肿等，导致患者死亡，应该高度重视。②彻底清创和充分的引流、坏死组织的彻底切除，累及鼻窦的开放，特别是坏死骨膜、筋膜的切除是治疗的关键，不仅能减轻局部的炎症，利于炎症的控制，而且可以减少毒素的吸收，有利于全身情况的恢复。③早期规范多次的细菌培养和药敏很重要，只有确定了致病菌的种类，选择了敏感的抗菌药物，治疗才能在最短的时间起到事半功倍的效果。④提高抵抗力，改善全身的营养状况对于局部及全身感染的控制有重要的意义，一定要有大局观和系统性思维，医护之间、科室之间密切合作是关键。⑤患者自信心的建立也很重要，只有取得患者和家属的配合，才能更好地实施医护人员的治疗和护理措施。⑥后期随访观察也很重要，因为上颌骨等多骨及面部组织的切除，后续面部畸形的修复问题、饮食方式的改变等需要继续观察随访。

【典型病例】

患者，男性，34岁。因右侧面部溃烂半个月，溃烂逐步加重，伴有高烧，全身萎靡状态于2020年5月17日以"右侧颌面部软组织感染、颌面部肿瘤合并感染？"收入我院肿瘤内科住院治疗。

患者于2020年4月21日出现右侧牙痛伴有右侧面部、右眼轻微红肿，先后于社区医院、某口腔门诊诊治，口服抗菌药物、局部牙齿清洁等处理（具体用药不详），因症状无好转、面部红肿加重，诊断为"面部脓肿"，行脓肿切开引流等治疗，效果不佳，右侧牙痛及右面部、右眼红肿进行性加重。患者既往有糖尿病病史3年，血糖一直控制不好，波动在9.5～20.0 mmol/L。于2020年4月28日入住某院内分泌科，检查见右侧面部、右侧上下眼睑红肿，面部有切开引流伤口，分泌物不多。CT检查报告：①右侧下直肌增粗、模糊并右侧颞部、右侧眼睑、右侧眶周及鼻唇沟周围软组织肿胀，考虑炎性改变；②双侧上颌窦、筛窦、蝶窦炎症，以右侧为主。给予"头孢替安、奥硝唑"抗感染、控制血糖、补液支持治疗，住院4天后右侧面部疖肿引流口处组织出现坏死，发烧，体温逐渐增高，最高达39℃左右；期间更换抗菌药物（具体不详），继续予控制血糖、营养支持治疗，但是效果很差，右侧面部皮肤等软组织坏死面积逐渐扩大，右眼瞳孔散大，失明。上颌骨增强MRI示右侧眼眶内脂肪间隙模糊，右侧眶周及颌面部皮下软组织肿胀，并软组织内积气，提示感染性病变。经积极治疗患者症状逐渐加重，面部坏死逐步加重，已经扩大到整个右侧颌面部，累及右下眼睑，持续发烧，体温最高达40℃，全身情况较差，病情控制不佳，因为多次会诊不能明确病因，而且不能控制病情，该院建议患者到上级医院诊治。

患者母亲考虑其病情重、家庭经济条件差、无医疗保险等情况，经过协商考虑后，决定不去上级医院进一步治疗，于2020年5月17日出院，当日来我院就诊，经内分泌科、肿瘤内科会诊，因为感染存在，肿瘤不能排除，和家属交代后，家属强烈要求住院姑息治疗。

入院查体：体温 38.2 ℃，心率 78 次 / 分，呼吸 16 次 / 分，血压 110/72 mmHg。患者精神萎靡，一般情况差，营养差，慢性病容，言语含糊不清。仅能进流质饮食，NRS 评分为 4 分，无呼吸困难、无咳嗽、无恶心及呕吐、有头痛、无头晕，精神差但无意识障碍。颈部及其他浅表淋巴结未触及明显肿大，心肺腹部无异常发现。专科查体：右侧颌面部可见约 8 cm×9 cm 不规则皮肤软组织破溃面，范围自右眼下眼睑至右侧上唇，外侧达咬肌前缘，内侧达鼻中线，被覆黑色痂块，痂下可见脓性分泌物，恶臭。口腔腭部色泽变暗、硬腭与软腭分离，与鼻腔相通，右鼻腔外侧壁坏死呈暗褐色。右眼睑肿胀，下眼睑内侧部分溃烂，眼球突出，固定，瞳孔直径约 5 mm，直接及间接对光反射均消失，无视力。辅助检查：血常规检查白细胞达到 2 万多；血氧饱和度 92% ～ 99%，空腹血糖 9.5 mmol/L。脑部 CT 显示右侧颞叶有密度减低区，肺部 CT 显示肺部有散在炎性阴影存在。

考虑到患者尚年轻，鼓励患者及其母亲对治疗建立信心，同时联系全院会诊，医院分管领导、医务科、护理部、肿瘤内科、耳鼻咽喉科、内分泌科、重症医学科、感染科、药学科、眼科、口腔科等进行多学科医疗护理会诊，考虑面部感染致上颌骨坏死的可能性大，但是不能排除肿瘤，决定施行：①控制炎症，切除坏死组织同时行病理检查；②控制血糖、加强营养支持疗法。分工负责：肿瘤内科医疗负责全身炎症的控制，给予营养支持疗法，提高抵抗力；耳鼻咽喉科负责坏死创面的手术、换药等；护理部协调肿瘤内科及耳鼻咽喉科联合护理，负责患者的心理康复、环境的消毒、局部的护理、饮食的调控等。

根据会诊意见决定给予哌拉西林舒巴坦抗感染、控制血糖、鼻饲营养等治疗，间断给予输入白蛋白、新鲜血浆等。因为患者体质差，恐其不能耐受全身麻醉，乃由耳鼻咽喉科先行局部麻醉手术，分次清除坏死组织、骨膜、筋膜，发现上颌骨已经坏死且累及其他面骨，病理报告：炎性坏死组织。后分次开放累及坏死的上颌窦、筛窦、额窦、蝶窦内下部眶骨、泪骨等，逐步切除坏死的上颌骨、鼻骨、腭骨、鼻中隔的犁骨、筛骨正中板、部分眶骨、泪骨，每日创面换药，去除痂块，生理盐水冲洗创面。以后根据病情变化，实施5次手术去除患者面部坏死组织、清理痂块及脓性分泌物、眶下壁开窗引流、全鼻窦逐步开放，仅遗留上颌骨的部分骨性支架。

在换药期间多次多部位取分泌物做细菌培养，检测到阴沟肠杆菌，对亚胺培南、美洛培南敏感，给予更换亚胺培南抗感染治疗，在此期间，体温波动在 36.2～39.8℃，空腹血糖为 9.5～17.6 mmol/L。

在护理方面，采取一级护理，加强心理疏导，密切观察患者精神状态和病情变化，增强战胜疾病的信心。采取每日6次测体温，高于38℃时给予护理降温，超过39℃时给予药物降温。观察有无头痛及咳嗽情况及应用药物后的效果和副作用，防止脑部肺部感染加重。给予高蛋白、高维生素的糖尿病饮食的调控指导，加强基础护理，防止皮肤感染和静脉血栓的发生，密切监测血糖变化，以及时观察胰岛素应用的变化。

经过以上治疗，体温逐步下降，脑部及肺部感染逐步好转，患者一般情况逐渐好转，体温降至正常，空腹血糖控制在 6.0 ～ 7.0 mmol/L，面部坏死停止进展，出院观察治疗。

42 天后第 2 次住院耳鼻咽喉科，因为右侧眼睑、球结膜肿胀显著，眼球突出，经眼科会诊考虑到患者右眼内已经呈化脓性感染，且已经失明，决定给予眼球摘除，术后眶内炎症逐渐好转。

60 天后第 3 次住院耳鼻咽喉科，患者进食时坏死的上颌骨已经活动，鼻窦 CT 显示坏死的上颌骨移位，我科再次为患者实施第 7 次手术，在全身麻醉下行上颌骨切除术，术中彻底切除患者坏死的残余上颌骨及其他坏死的残余面骨，清除脓痂和炎性肉芽组织，止血，冲洗创口，碘仿纱条填塞打包，戴入预制腭护板。术后继续控制血糖、抗感染、对症支持治疗及加强护理，患者病情平稳，各项生命体征稳定，上颌骨及面部缺损处边缘逐步上皮化，患者于 2020 年 7 月 11 日出院。继续门诊随访，现在已经 6 个月，患者面部无炎症表现，创面及边缘已经上皮化，牙托安装后略有不适，经口腔科修整后佩戴好，颌面鼻部缺损准备联系相关单位给予修复。

相关影像资料见图 89 ～图 103。

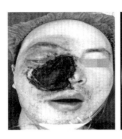

图89 右面部大面积坏死结痂（烟台芝罘医院，彩图见彩插41）

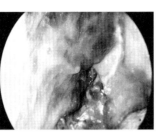

图90 右侧腭部变暗，硬、软腭分离（烟台芝罘医院，彩图见彩插42）

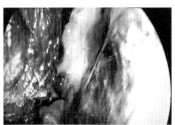

图91 右侧鼻腔外侧壁坏死（烟台芝罘医院，彩图见彩插43）

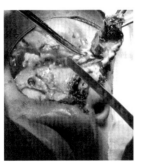

图92 切除面部坏死结痂（烟台芝罘医院，彩图见彩插444）

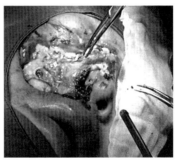

图93 切除痂下溃烂组织（烟台芝罘医院，彩图见彩插45）

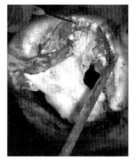

图94 切除上颌骨的坏死骨膜（烟台芝罘医院，彩图见彩插46）

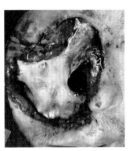

图95 切除坏死组织后，上颌骨呈缺血坏死状态（烟台芝罘医院，彩图见彩插47）

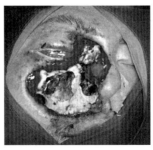

图96 逐步开放右侧上颌窦各壁（烟台芝罘医院，彩图见彩插48）

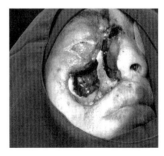

图97 开放右侧筛窦、额窦、蝶窦，保留上颌骨骨架及腭骨（烟台芝罘医院，彩图见彩插49）

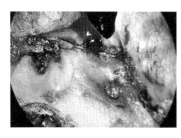

图98 开放上颌窦后壁，切除坏死骨膜后显示圆孔和翼管开口（烟台芝罘医院，彩图见彩插50）

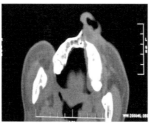

图99 第5次手术后3个月，保留的上颌骨骨架已经移位（烟台芝罘医院）

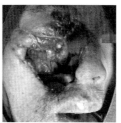

图100 切除上颌骨骨架后改变（烟台芝罘医院，彩图见彩插51）

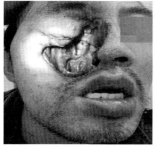

图101 经过局部换药处理后创面改变（烟台芝罘医院，彩图见彩插52）

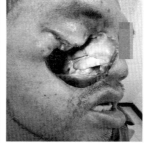

图102 左侧鼻腔外侧壁暴露（烟台芝罘医院，彩图见彩插53）

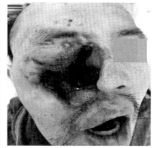

图103 术后8个月，佩戴牙托，面部缺陷待整复（烟台芝罘医院，彩图见彩插54）

（于伟 吕玉萍 张芬 仲开 孙爱丽 李宇玥 王春雨 张庆泉）

参考文献

1. 邱蔚六. 口腔颌面外科学. 6版. 北京：人民卫生出版社，2008：153.

2. 冯华，林飞云. 职业性接触黄磷致上颌骨坏死1例. 应用预防医学，2008，14（5）：295.

3. 陈菊仙，郭雪峰，阮宏等 . 唑来膦酸并发的上颌骨坏死 2 例报告 . 口腔颌面外科杂志，2012，22（5）：378-379.

4. 赵晓宇，王胜利 . 白血病化疗期合并鼻上唇上颌骨大面积坏死 1 例 . 临床耳鼻咽喉科杂志，2004，18（5）：281.

5. 王晓琼 . 甲氨喋呤致腭骨坏死 1 例 . 口腔医学研究，2005，21（4）：451.

6. 李学祥，张毓华 . 颈部淋巴结何杰金氏病合并上颌骨坏死病例报告 . 上海第一医学院报，1965，4（2）：16-17.

7. 曹珊萍 . 上颌骨放射性骨坏死治疗中的放线菌病 . 临床医学，2004，24（10）：55-56.

8. 刘中寅，汤晓雨，张兴华，等 . 合并糖尿病的上颌骨感染性骨坏死 7 例临床分析 . 中国口腔颌面外科杂志，2009，7（6）：556-558.

9. 林瑞煌 . 白霉菌病引起的上颌骨急性坏死 . 国外医学耳鼻咽喉科分册，1980，4：60.

10. YUVARAJ V，ALEXANDER M，PASUPATHY S. Microflora in Maxillofacial infections-a changing scenario. J Oral Maxillofac Surg，2012，70（1）：119-125.

11. LEE Y Q，KANAGALINGAM J. Bacteriology of deep neckabscesses：a retrospective review of 96 consecutive cases. Singapore Med J，2011，52（5）：351-355.

12. 张伟杰，蔡协艺，杨驰，等 . 口腔颌面、颈深部及纵隔感染的诊断与处理：附 6 例分析 . 中国口腔颌面外科杂志，2006，4（6）：408-411.

13. 莫基浩，李少侠，任伟宏，等 . 产超广谱 β - 内酰胺酶及 Amp C 酶阴沟肠杆菌的检测与耐药性分析 . 中华医院感染学杂志，2015，25（9）：1945-1947.

14. 刘海丘，胡婷，安霞 . 广泛口底蜂窝组织炎的临床观察与护理 . 现代临床护理，2006，3（2）：16-17.

15. 沈映冰，黄健宇，杜玲，等.阴沟肠杆菌感染的临床分布与耐药分析.中国现代药物应用，2012，6（7）：6-7.

16. 谢朝云，熊芸，覃家露，等.某院 2011-2017 年非痰标本产 Amp C 酶阴沟肠杆菌的临床分布及耐药性分析.中国药房，2018，29（8）：1069-1073.

17. 赵德军，胡召宇，武静，等.产 ESBLs 及 Amp C 酶阴沟肠杆菌的检测及耐药性分析.国际检验医学杂志，2011，32（10）：1118-1119.

18. WANG J，AHANI A，POGREL M A. A five-year retrospectivestudy of odontogenic maxillofacial infections in a largeurban public hospital . Int J Oral Maxillofac Surg，2005，34（6）：646-649.

19. SÁNCHEZ R，MIRADA E，ARIAS J，et al. Severe odontogenicinfections：epidemiological，microbiological and therapeuticfactors. Med Oral Patol Oral Cir Bucal，2011，16（5）：e670-e676.

25. 上颌骨恶性淋巴瘤

恶性淋巴瘤是淋巴造血系统恶性肿瘤的总称，分为霍奇金淋巴瘤和非霍奇金淋巴瘤两大类，属于常见肿瘤。临床上多数患者以浅表淋巴结肿大为首发症状，有的还会有发热、盗汗等全身症状，其治疗是以药物治疗为主的综合治疗。霍奇金淋巴瘤治疗后预后较好，非霍奇金淋巴瘤不同类型之间在临床表现、自然病程、治疗效果及预后方面差别很大。

骨恶性淋巴瘤是起源于骨头的一种淋巴瘤。淋巴瘤多起源于浅表淋巴结或淋巴器官及淋巴组织，但是骨也有淋巴组织，原发于骨的淋巴瘤非常少见，往往容易被误诊。骨淋巴瘤的确诊要靠骨活检，送病理才能确诊是否为骨淋巴瘤。骨淋巴瘤好发于年轻的男性，预后相对于其他部位的淋巴瘤较好，经过治疗大部分患者可以痊愈。但是在早期表现为骨痛，或不特殊、不典型的临床表现，没有原因的骨痛或骨质破坏，尽可能多采取病理组织检查，尽早做诊断，以免疾病延误，不好控制。

上颌骨的恶性淋巴瘤与骨性恶性淋巴瘤一样，也是比较少见的，容易被误诊，常常被误诊为其他肿瘤，直至病理确定才知晓，但是总是有别于其他的恶性肿瘤，我们在临床上遇到的上颌骨的恶性淋巴瘤，开始只是发现上颌骨有光滑的隆起，影响到下鼻道，光滑触软的隆起使我们考虑其为囊肿的改变，但是手术时刺破隆起肿块出血，内有实际性肿块，这才考虑其他的肿瘤，CT 不是内有囊液样的改变，没有浸润性破坏，只有膨胀性改变，增强 CT 可能诊断的可靠一些。鼻内镜下的改变只是光滑的隆起，触诊是软的，不做穿刺，不获得囊液是术前不能轻易诊断囊肿的先决条件。

另外还有一种伯基特淋巴瘤，是淋巴瘤的一种，其症状特点是：①常发生于上颌骨或下颚骨（非洲患者），腹腔器官（北美洲患者）和中枢神经系统。②一般不累及外周淋巴结和脾，很少发生白血病。③可侵及颌面部导致面部畸形，侵犯脑膜或脊髓、腹膜后淋巴结、肝肠肾等脏器。④小无裂细胞性淋巴瘤，恶性程度高，可能是人类生长最快的肿瘤。⑤化疗效果好，大多数患者可以治愈。

伯基特淋巴瘤还表现为肿块内的瘤组织呈鱼肉状、伴出血坏死。相邻器官受压和浸润。淋巴结受累少见，但淋巴结周围可被肿瘤包围。细胞单一、中等大小，弥漫浸润。固定后细胞有时呈铺路石或镶嵌样排列。核圆形、染色质粗，副染色质相对清晰，核中等大小、居中，嗜碱性。胞质深嗜碱，常伴有脂质空泡。印片中这些细胞的细微结构更容易观察。肿瘤增生率很高（核分裂多见）。

上颌骨恶性淋巴瘤的治疗是手术、化疗、放疗三联疗法，能够手术治疗的尽量局部切除，然后再根据情况进行放疗和化疗。

【典型病例】

患者，女性，62 岁。左侧唇龈沟胀闷感 3 个月，局部可以摸到膨隆，有时牙齿疼痛。检查见左侧上唇龈沟 1 ～ 3 齿处隆起，无触痛。鼻内镜检查发现左侧下鼻道前端光滑隆起，触软。CT 显示左侧上颌骨类圆形腔隙，前壁破坏，有肿块突出。初步诊断：左侧上颌骨肿块，囊肿？

入院后全面查体未发现异常，而后在全身麻醉下行左侧鼻内镜下探查下鼻道肿块，发现为实性肿块，乃改变唇龈沟切口，发现肿块较脆，易出血，破坏左侧部分上颌骨，部分突入上颌窦，予以扩大切除，术中快速病理为恶性肿瘤，类型不定。术后病理切片、免疫组化确定为上颌骨恶性淋巴瘤 B 系，术后切口愈合，转肿瘤内科治疗。

相关影像资料见图 104 ～图 107。

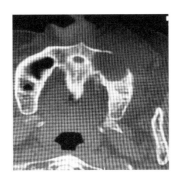

图 104　CT 显示左侧上颌骨类圆形腔隙、前破坏（烟台芝罘医院）

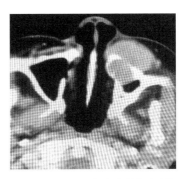

图 105　CT 显示鼻旁有软组织影（烟台芝罘医院）

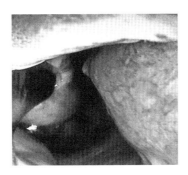

图 106　鼻内镜下见下鼻道前端光滑隆起（烟台芝罘医院，彩图见彩插55）

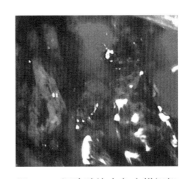

图 107　切除肿块内鱼肉样组织（烟台芝罘医院，彩图见彩插56）

（张庆泉　张芬　王贝贝　李宇玥　王小雨　程晓娟　张伟）

26. 上颌骨畸形

上颌骨畸形可以单独存在，也可以与身体其他部位的疾病相伴发，即各种综合征的牙颌面表现。颅面结构复杂，可受多种遗传基因影响。虽然遗传基因在决定牙颌面形态方面起重要作用，但出生前后的环境或功能因素亦不容忽视。畸形的形成可能是多种因素作用的结果。

26.1 发病因素

（1）遗传因素。面部形态具有种族、家族的特点，在一个家族中可以具有相似的面型特点。出生时面型已基本确定，虽然可以受到环境的影响，但基本型由遗传基因所控制。

骨性的牙颌畸形亦可由遗传因素而致，常见的骨性下颌前突、上颌前突下颌后缩、长面综合征、短面综合征等正颌外科的适应证均可由遗传因素而致。

个体遗传的表现形式可有以下几种：重复表现即亲代的一些颅面特征在子代表现出来。断续表现即一代颅面特征在数代之间断续地表现出来，可以表现为隔代遗传等。变化表现为亲代与子代之间畸形传代，但子代的畸形表现可与亲代不同，而实际上其基因是与亲代相关的。

由遗传因素导致的牙颌畸形比其他原因造成的相同症状的畸形矫治更为困难，因而遗传因素导致的严重骨性牙颌畸形是正颌外科的适应证。

（2）胚胎发育因素。颌面发育畸形的一个重要先天因素是胚胎发育异常，在胚胎发育过程中，受到某些致畸因素的作用造成组织、细胞成分的障碍进而引起异常的发育。致畸因素可能有：①突变；②染色体畸变；③有丝分裂的抑制和细胞的死亡；④正常核酸合成的偏离和功能失常；⑤机械因素；⑥胚胎发育期感染。

（3）系统性疾病因素。儿童时期的某些急性和慢性系统性疾病均可致颌面部的发育畸形，最常见的是佝偻病及垂体性巨人症。

佝偻病是常见的一种因维生素 D 不足而致的婴幼儿慢性营养不良性疾病。由于维生素 D 的不足而致钙磷代谢障碍，钙不能正常沉积于骨骼生长部位而致骨骼变形。长期佝偻病状态下，由于颌骨骨质疏松，支持力减低，而嚼肌、翼内肌与颌舌骨肌、颏舌骨肌、二腹肌的牵引点不同，同时患佝偻病时下颌韧带松弛使其处于不能闭合状态，进而使下颌骨前部的下弯曲下颌角增大，下颌平面变陡，下颌体增长，下颌升支高度不足，形成严重的下颌畸形。

垂体性巨人症，在骨骼融合前产生过量的生长激素，可使骨骺端发育异常，身高远远超过正常范围，成为垂体性巨大畸形症，患者多患垂体前叶嗜酸性细胞瘤或不染色腺瘤。牙颌畸形可出现上下牙弓全牙弓反𬌗，牙间隙增大，下颌增大并前突畸形。

（4）不良习惯因素。口腔不良习惯在儿童时期常造成牙颌畸形，若在牙颌面生长发育过程中，不良习惯不能得到及时改正，则可以由不良习惯造成的牙颌畸形继发其他功能障碍，造成复杂的颌骨的严重畸形。如儿童的吮指不良习惯，开始时可因拇指含在上下牙弓之间，牙受压力而呈局部圆形小开颌畸形，在做吸吮动作时，两颊收缩使牙弓狭窄、腭盖高拱，上前牙前突开唇露牙。若不良习惯不能及时改正则可造成继发性开颌畸形，并且因上前牙前突，下唇将蜷缩于上切牙之后而造成唇肌功能失调致使下颌后缩，上颌相对更前突，上前牙牙轴唇倾等畸形。这类因不良习惯发展而成的颌骨畸形也难以用单纯的正畸治疗进行矫治，而需要进行正畸与正颌外科手术的联合矫治。

（5）颌面部手术创伤因素。在婴幼儿或青少年时期，颌骨因受到外伤或手术可造成其发育畸形。常见的是由于创伤或手术造成上颌或下颌的骨折而影响颌骨的正常发育，进而造成局部的畸形。手术切除颌骨局部较多可以影响颌骨的发育异常。如因颞下颌关节创伤后引起一侧下颌关节强直，由于患侧髁突的软骨和髁突骨皮质受到破坏，患侧下颌骨的发育受到影响，造成患侧下颌明显缩小，下面部不对称的下颌后缩畸形。

（6）肿瘤。造成颌骨畸形的常见肿瘤为髁突骨瘤，X线片中显示一侧下颌髁突明显增大及髁颈变粗、变长，颏部明显偏向对侧，造成颜面不对称畸形。

26.2 临床分类

目前临床上大致将上颌骨畸形分为三类。

（1）颅面发育异常综合征。①尖头并指综合征为常染色体显性遗传。颅面特征为颅缝过早融合呈尖头畸形，枕骨平坦，前额高陡。面中1/3发育不全，下颌相对前突。鼻背扁平，眼距增宽，突眼，睑裂下斜，牙弓呈V形，牙拥挤不齐，牙槽突隆起。Ⅲ类错𬌗，前牙反颌，单侧或双侧后牙反颌，牙萌出迟缓或额外牙。存在对称性手和脚的畸形，指（趾）融合，常累及第2～第4指（趾）。

②颅面骨发育不全综合征染色体显性遗传。主要表现为颅缝早闭，上颌骨、颧骨发育不全，眼眶容积小，显得眼球明显外突，侧貌呈面中三分之一明显后缩，且常合并下颌骨前突，上唇短而下唇下垂，鼻尖尖而下垂。口腔表现腭盖高拱狭窄，上牙拥挤不齐，V形及Ⅲ类错𬌗。

③眼睑－颧骨－下颌发育不全综合征：为最常见的合并下颌骨及面部发育不全的综合征。常染色体显性遗传。面部畸形明显，眼裂下垂，下眼睑下斜，上眼睑无睫毛，外眦向下倾斜，颧骨体发育不全或缺如，与颧弓不愈合。下颌骨发育不足，下颌角圆钝，升支短小，髁突及喙突扁平或发育不全。下颌下缘凹陷，角前切迹明显。由于上颌骨发育不足，腭盖高或伴腭裂，常有错颌畸形。牙发育不良，移位，牙间隙增宽，也可存在开颌。患者颅骨发育基本正常。

④第一、第二鳃弓综合征，又称为半侧颌面发育不全：颜面畸形明显，畸形不仅包括自第一、第二鳃弓发育而来的组织，还包括非第一、第二鳃弓发育而来的颞骨始基。常为单侧畸形，右侧较多，偶有双侧受累。患侧眼裂低于对侧且向外下倾斜。外耳道、外耳、中耳、听骨可发生畸形而致传导性耳聋。颞骨、颧骨、颧弓小而扁平，上颌骨窄小，下颌升支及髁突有轻重不等的畸形、短小，甚至颞下颌关节缺如。咀嚼肌及面部表情肌及腮腺有不同程度的发育不足。可发生不同程度的大口畸形及附耳畸形。

（2）发育性颌骨畸形。正颌外科治疗的对象主要是发育性颌骨畸形的患者，目前尚无统一的分类标准。有作者曾试用 Angle 错颌分类对颌骨畸形进行分类，由于 Angle 分类主要是针对牙槽突畸形，而颌骨畸形是骨性畸形，即上、下颌骨与颅底之间的位置不协调。虽然许多患者同时也存在错颌畸形，但错颌是由于颌骨位置不正常引起的，而且面部软组织畸形也比单纯牙－牙槽突畸形严重。

上、下颌前牙及牙槽前突称为双突颌畸形，是中国常见的一种牙颌面畸形，常伴有颏后缩。颜面左右不对称畸形多是由于下颌不对称畸形引起的，可波及上颌骨、颧骨、颧弓及眼平面，可由同侧下颌骨发育不足或发育过度引起。在正颌外科中不对称畸形的治疗往往是复杂而困难的。唇、腭裂畸形继发颌骨畸形也是正颌外科治疗的难点之一。

（3）后天获得性畸形。上、下颌骨肿瘤切除，骨质缺损可造成严重畸形。上、下颌骨骨折后骨块错位愈合或骨缺损可造成颜面畸形，各种原因的颞下颌关节强直继发的颌面畸形等。

26.3 治疗

以手术治疗为主，以口腔颌面外科为主，耳鼻咽喉科辅助进行。针对不同原因导致的上颌骨畸形，可采取不同的手术方式。

①如果是先天发育原因导致的颌骨畸形，可考虑联系正畸科医师制定正畸－正颌联合治疗方案。

②如果是后天获得性的畸形，可给予局部手术，必要时可借助数字化技术，给予局部畸形的骨质通过镜像对侧正常骨质进行设计，使得双侧对称后再进行手术，以保证颌骨对称；如果双侧上颌骨都有异常，可利用X线获取的数据通过计算机对患者的各项测量数据进行分析、设计，然后根据貌美人群所共有的容貌特征进行手术。

（孙超　杜平功　柳忠豪　张庆泉）

参考文献

1. ILLZAROV G A. The tension -stress effect on the genesis and growth of tissue. Part Ⅰ. The influence of stability of fixation and soft tissue preseevation. Clin Orthop，1989，（238）：249-281.

2. ILLZAROV G A. The tension-stress effect on the genesis and growth of tissue. Part Ⅱ. The influence effect of the rate and frequency of distraction. Clin Orthop，1989，（239）：263-285.

3. MCCCRTHY J G，SCHREIBER J，KARP N，et al. Lengthening the human mandible by gradual distraction. Plast Reconstr Surg，1992，89（1）：1-8.

4. MCCARTHY J G，STAFFENBERG D A，WOOD R J，et al. Introduction of an intraoral bone-lengthening device. Plast Reconstr Surg，1995，96（4）：978-981.

5. POLLEY J W，FIGUEROA A A. Management of severe maxillary deficiency in childhood and adolescence through distraction osteogenesis with an external，adjustable rigid distraction device. J Craniofac Surg，1997，8（3）：181-185.

6. WANG X，LIN Y，YI B，et al. Distraction osteogenesis in function reconstruction device. J Craniofac Surg，2000，3：16-25.

7. XING WANG，XIAO-XIA WANG，CHEN LIANG，et al. Distraction osteogenesis in correction of microganathia accompying obstructive sleep apnea syndrome. Plast Reconstr Surg，2003，112（6）：1549-1557.

8. WANG XING，LIN YE，YI BIAO，et al. Mandibular functional reconstruction using distraction osteogenesis.Chinese Medical Journal，2002，115（12）：1863-1867.

9. WANG X X，WANG X，LI Z L. Effect of mandibular distration osteogenesis on the inferior alveolar nerve：an experimental study in monkeys.Plast Reconstr Surg，2002，109（7）：2373-2383.

10. 王晓霞，王兴，李自力.下颌骨牵引成骨对下牙槽神经功能影响的实验研究.中华口腔医学杂志，2002，37（1）：50-53.

11. 王晓霞，王兴，李自力.单侧下颌骨牵引成骨术对下牙槽神经的影响.中华病理学杂志，2003，32（6）：649-653.

12. 王晓霞，王兴，李自力.单侧下颌牵引成骨术对颞下颌关节强直的影响.北京大学学报（医学版），2003，35（6）：807-809.

13. 梁成，王兴，伊彪.应用牵张成骨技术治疗颞下颌关节强直.中华医学杂志，2002，82（12）：807-809.

27. 上颌骨骨折

上颌骨位于面部正中，左右各一，相互对称，形成整个上颌部，部分眶底、口腔顶部的大部分，鼻腔外侧部、部分颞下窝和翼腭窝、翼上颌裂和眶下裂，与颧骨、额骨、蝶骨、鼻骨、泪骨、腭骨等相邻。上颌骨外形不规则，大体可分为一体四突，即上颌骨体、额突、颧突、腭突、牙槽突。上颌体略成锥体形，有上、前、内、后4个面，内含上颌窦。

上颌骨与咀嚼功能关系密切，承受咀嚼压力明显的部位，骨质比较厚，形成3对下起上颌骨牙槽突，上达颅底的支柱：尖牙支柱（鼻额支柱）、颧突支柱、翼突支柱。

27.1 临床表现

（1）骨折线。上颌骨骨折线易发生在骨缝和薄弱的骨壁处。Le Fort 按骨折线的高低位置，将其分为以下 3 型。

Le Fort Ⅰ型骨折：又称上颌骨低位骨折或水平骨折。骨折线由梨状孔水平、牙槽突上方两侧向后，绕上颌结节上方延伸至翼突。

Le Fort Ⅱ型骨折：又称上颌骨中位骨折或锥形骨折。骨折线自鼻根部向两侧横过鼻梁，经泪骨、眶下缘和颧上颌缝，绕上颌骨外侧壁向后至翼突。有时可波及筛窦达颅前窝而出现脑脊液鼻漏。

Le Fort Ⅲ型骨折：又称上颌骨高位骨折或颅面分离骨折。骨折线自鼻额缝向两侧横过鼻梁、眶部，经颧额缝达翼突，形成颅面分离，常导致面中部拉长和凹陷。该型骨折多伴颅底骨折或颅脑损伤，出现耳鼻出血或脑脊液漏。

（2）骨折段移位和咬合关系错乱。上颌骨未附着强大的咀嚼肌，骨折段的移位主要受外力的大小和方向及上颌骨自身重量的影响，因此常向下后内方移位。骨折段移位后可引起咬合关系紊乱。如一侧骨折段向后下移位，该侧牙就会出现咬合早接触。如上颌骨与翼突同时骨折，由于翼内肌向下牵拉，可引起后牙早接触。

（3）眶及眶周变化。上颌骨高位骨折时易引起眶周组织水肿，皮下出血，形成淤斑，有时可见球结膜下出血，或出现眼球移位而发生复视。

（4）颅脑损伤。上颌骨中位及高位骨折时常伴有颅底骨折或颅脑损伤，出现脑脊液漏。

27.2 治疗

（1）治疗时机

颌骨骨折患者应尽早治疗，但如合并颅脑损伤、大出血、休克或严重肢体损伤等情况时，应首先处理急症，待全身情况稳定后，再治疗颌骨骨折。合并软组织伤的患者应先清创缝合创口，再做骨折固定，骨折线上的牙应尽可能保留。

（2）颌骨骨折的复位与固定

1）复位方法：颌骨骨折的正确复位是固定前提，复位的标准是尽可能恢复患者原有的咬合关系和面型。不同的骨折情况选用不同的复位方法。常用的方法有：手法复位、牵引复位和手术切开复位。

2）固定方法：为保证骨折对位愈合，防止骨折复位后发生移位，必须采取稳定可靠的固定方法。常见的固位方法如下。①单颌牙弓夹板固定法：单颌固定是在发生骨折的颌骨上进行固定，而不用将上下颌骨固定在一起的固定方法。适用于牙槽突骨折、下颌骨颏部无明显移位的线型骨折。单纯使用时固定力不足，目前多作为内固定的辅助方法。②颌间固定法：颌间结扎固定是利用牙弓夹板将上下颌牙齿固定在正常咬合关系上，使骨折段在正常咬合关系上愈合。③坚强内固定法：坚强内固定法是近30年随着材料和技术的发展而出现的新技术。手术切开软组织，暴露骨折断端，解剖复位后用钛板、钛钉固定骨折。由于钛板生物相容性好，固定效果好，使用方便，可缩短手术后颌间结扎固定的时间，甚至可不用术后颌间结扎固定，因此此法现已成为治疗各型骨折的首选固定方法。

（刘典伟　孙超　杜平功　张庆泉）

参考文献

1. LE ROUX M K, THOLLON L, GODIO RABOUTET Y, et al. The association of Le Fort midfacial fractures with frontobasal injuries：a 17-year review of 125 cases, reflections on biomechanics, classifications and treatment. J Stomatol Oral Maxillofac Surg，2020，S2468-7855（20）30229-9.

2. 高宁，付坤，何巍. 299 例面中部陈旧性骨折伴咬合紊乱的临床处理及疗效观察. 中华口腔医学杂志，2018，53（3）：201-204.

28. 上颌牙齿种植与上颌窦炎

28.1 上颌牙齿种植的应用解剖

上颌牙齿种植主要涉及牙槽突及上颌骨体。上颌骨体部中心为一空腔，即为上颌窦，开口于中鼻道。上颌窦形似底朝下的金字塔，四周有较薄的骨板构成拱形结构，其下壁与上颌牙槽突相连，底部盖过上颌前磨牙、上颌第一及第二磨牙根尖，其根尖与上颌窦底距离变异较大，有的根尖甚至直接伸入上颌窦内。通常来讲，上颌第一磨牙根尖（腭尖）距上颌窦底部最近，上颌第二磨牙（近中根）次之，第一、第二前磨牙稍远。缺牙后牙槽骨会进一步发生吸收，牙槽嵴顶到上颌窦底部的距离 [窦嵴距（residual bone height，RBH）] 进一步减小，过小的 RBH 不能满足我们植入常规长度的种植体。自 1965 年开展世界第一颗种植牙以后，上颌磨牙区骨高度不足的种植一直被排除在 Branmark 教授制定的严格适应证之外，长期被视为手术禁区，对于高度不足的磨牙缺失，通常采用单端固定桥（较长悬臂）的修复方式，但是这种修复方式由于悬臂过长，种植体失败率较高，远期效果欠佳。

28.2 上颌窦底提升手术的由来

上颌窦底提升术是针对因上颌窦气化导致的上颌窦底过低或牙槽嵴高度不能满足种植体长度要求的病例，将上颌窦底黏膜抬起，植入骨增量材料，同期或分阶段植入种植体。抬高的黏膜形成上颌窦底的新位置。20世纪60年代Boyne采用Caldwell-Luc法（柯–陆手术）做了上颌窦底提升术，到了1980年，将上颌窦黏膜自上颌窦底剥离、抬高、移植入自体骨后，再植入种植体的上颌窦底提升技术逐步被普及。此后，又有很多学者报道了上颌窦提升的手术方法。1994年Summers最早发展了上颌窦底内提升术，是通过其设计的一种专门骨凿，敲击上颌窦底，冲顶上颌窦底黏膜，形成一类似帐篷样的结构，这一结构通过植骨或自身血凝块的维持，从而为植入更长种植体提供空间，因此被称为Summers技术或骨凿敲击法，这也是目前应用较为广泛的上颌窦底提升术式。上颌窦底提升技术的并发症有出血、上颌窦底黏膜穿孔、术区感染和上颌窦炎等。

28.3 上颌窦底提升的变迁

传统的Caldwell-Luc进路上颌窦开窗，是在前庭沟以上5 mm，近中线处行水平切口，剥离黏骨膜，近中线外显露梨状孔边缘，向上显露眶下神经，于尖牙窝处做一长宽各为4 mm大小开窗孔，随后逐渐去骨扩大开窗孔，直视下抬起窦底黏膜至一定高度，然后在被抬起窦底黏膜和窦底之间植入自体骨或骨替代材料。由于其与上颌窦底疾病等处理方式不同，上颌窦植骨的口内进路以提升上颌窦黏膜为目的，因而进路方式也由传统的 Caldwell-Luc 进路逐渐改良。

28.4 上颌窦炎的诊断

对于种植术后引起的上颌窦炎的早期诊断尤为重要，上颌窦炎的诊断主要根据患者的病史、临床症状和影像学检查。有研究表明只对患者进行临床检查有 86% 的误诊率，影像学检查在上颌窦炎的诊断和治疗方面起到非常重要的作用，主要的影像学手段有 X 线、锥形束计算机断层扫描（cone beam computed tomography，CBCT）和磁共振成像（magnetic resonance imaging，MRI）。

28.5 影像学检查用于上颌窦炎的诊断

常用 X 线片主要是根尖片、全口曲面断层片和华氏位片。根尖片拍摄视野较小，主要针对根尖周炎和根尖周囊肿，但对于上颌窦炎的诊断比较困难。全口曲面断层片受体位颈椎、气道重叠影像和伪影等多因素的影响，会导致上颌窦影像模糊和扭曲。高达 75% 的华氏位片不能准确地评估上颌窦黏膜的病理状态。

CBCT 相对于传统的 CT，CBCT 放射量较小，三维成像清晰度和准确性均很高，有研究者发现，上颌窦病变使用 CBCT 与 使用窦内窥镜检查具有相同的准确性（图 108，图 109）。

MRI 软组织的分辨率优于 CT，所以在显示上颌窦黏膜增厚上更为敏感。但 MRI 对空气显示的敏感性较低，对于不同的硬组织，在 MRI 上的显示区别不大。

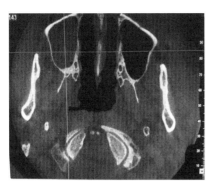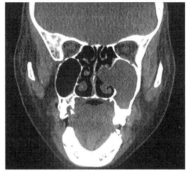

图 108　CBCT 显示右侧上颌窦密度增高（烟台市口腔医院）

图 109　CT 显示左侧上颌窦密度增高，窦口扩大（烟台芝罘医院）

28.6　上颌窦底提升与上颌窦炎的相关性

上颌窦黏膜为呼吸黏膜，其上皮为假复层纤毛上皮，正常上颌窦黏膜的厚度一般为 0.2 ～ 0.8 mm，但当黏膜发生炎症病变时，可增厚 10 ～ 20 倍。

（1）术后上颌窦炎影响种植体成功率。上颌窦底提升术后引起急性上颌窦炎可出现头痛、局部疼痛、恶臭、鼻漏等临床症状，如果不能及时得到处理还有可能发生更严重的并发症，如全鼻窦炎、上颌骨骨髓炎，甚至炎症波及颞下颌间隙或眶下间隙等。上颌窦底提升术后发生上颌窦炎会降低种植体成功率。Kim 等通过收集采用上颌窦底提升种植手术患者的病例和影像学资料，发现术后发生上颌窦炎的患者，种植体成功率降低，但早期诊断和治疗对成功率有积极的影响。

（2）上颌窦底提升术可引起上颌窦炎。上颌窦炎作为上颌窦底提升术后的并发症之一，已经得到广泛的认可。当行提升术后阻塞窦口鼻道复合体，影响上颌窦的排溢功能，将会引起上颌窦炎，Lee 等通过研究 81 名已行上颌窦底提升术的患者，发现存在变异的患者进行提升后更易发生窦口的堵塞进而引发上颌窦炎。上颌窦黏膜穿孔与上颌窦炎的发生密切相关。Schwarz 等对 300 名已行上颌窦底提升术的患者进行回顾性分析，发现上颌窦黏膜穿孔后会明显增加上颌窦炎的发生，所以进行提升手术时要预防上颌窦黏膜穿孔。对于术前有慢性鼻窦炎和黏膜增厚的患者，术后发生上颌窦炎的概率比术前上颌窦健康的患者明显增高。所以对于要进行上颌窦底提升术的患者，术前检查非常重要，对于有炎症的患者要积极地治疗。上颌窦炎并不是种植的绝对禁忌证，Tozum 等对存在慢性上颌窦炎、黏膜增厚和牙周炎的患者，实施提升术后种植并取得了成功。

28.7 口腔种植治疗时上颌窦炎的预防和治疗

上颌窦炎的预防：为了避免上颌窦底提升术后发生上颌窦炎，手术过程必须非常认真小心，避免因操作不当而引起黏膜穿孔、移植材料进入上颌窦和窦口阻塞等并发症，进而引发上颌窦炎。有文献报道，建议患者在上颌窦底提升术后 1 周，不要用力擤鼻和打喷嚏，术后适当使用鼻腔喷剂以保持窦口的通畅和窦内分泌物顺利引流到鼻腔；术后前 2 周禁止佩戴原活动义齿，防止其影响创口的愈合，对上颌窦产生不良影响；口服抗菌药物、止痛药。

上颌窦炎的治疗：针对种植后发生上颌窦炎的患者，应当早发现、早诊断、早治疗，主要的治疗方法为药物和手术相结合。药物治疗主要是使用抗菌药物和解充血剂。对于比较顽固的炎症，药物使用效果不理想，可行手术治疗，以及早去除感染源。

　　主要的手术方法有柯－陆手术和鼻内镜手术，传统柯－陆手术是治疗上颌窦炎较常规的手术方式，但是其治疗慢性上颌窦炎的复发率达到 9% ～ 15%。

　　鼻内镜手术具有创伤小、更安全、更快、对黏膜清洁作用影响小、出血少和住院时间短等特点。目前已经有很多研究报道，采用鼻内镜手术方式治疗种植后引起的上颌窦炎，能够获得较好的治疗效果（图 110）。Biafora 等认为鼻内镜手术治疗因种植体突

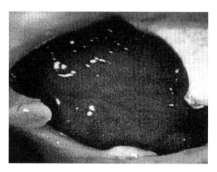

图 110　下鼻道开窗术后 2 个月，上颌窦炎症稳定（烟台芝罘医院，彩图见彩插 57）

出进入上颌窦内而引起上颌窦炎的效果要优于柯－陆手术，但是否移除种植体目前还存在争议。此外，Hong 等提出一种治疗上颌窦炎的新方法，通过开窗、冲洗、引流等步骤，完成治疗，并取得较好的治疗效果。对于需要进行上颌窦底提升术的患者，要检查上颌窦的情况，如有炎症或黏膜增厚，要请耳鼻咽喉科专家会诊。如果不能种植，要先进行上颌窦炎的治疗，1 ～ 3 个月后再根据情况行上颌窦底提升术。提升手术要格外小心，防止发生穿孔、阻塞上颌窦窦口等并发症，避免引起上颌窦炎。对于提升术后发生上颌窦炎的患者，先用药物治疗，必要时进行手术治疗。

（岳禧龙　周文娟　于海利　柳忠豪　张庆泉）

中国医学临床百家

参考文献

1. CHANAVAZ M. Maxillary sinus：anatomy，physiology，surgery，and bone grafting related to implantology-eleven years of surgical experience（1979-1990）. J Oral Implantol，1990，16（3）：199-209.

2. ZOJAJI R，NAGHIBZADEH M，MAZLOUM FARSI B A F M，et al. Diagnostic accuracy of cone beam computed tomography in the evaluation of chronic rhinosinusitis. ORL J Otorhinolaryngol Relat Spec，2015，77（1）：55-60.

3. CHIRILA L，ROTARU C，FILIPOV I，et al. Management of acute maxillary sinusitis after sinus bone grafting procedures with simultaneous dental implants placement -a retrospective study. BMC Infect Dis，2016，16（Suppl）：94.

4. KIM Y K，HWANG J Y，YUN P Y. Relationship between prognosis of dental implants and maxillary sinusitis associated with the sinus elevation procedure. Int J Oral Maxillofac Implants，2013，28（1）：178-183.

5. CHO-LEE G Y，NAVAL-GIAS L，CASTREJON-CASTREJON S，et al. A 12-year retrospective analytic study of the implant survival rate in 177 consecutive maxillary sinus augmentation procedures. Int J Oral Maxillofac Implants，2010，25（5）：1019-1027.

6. DAMINOV R O. Maxillary sinus inflammation after operation of dental implantation and sinus lifting. Stomatologiia（Mosk），2010，89（5）：59-62.

7. PIGNATARO L，MANTOVANI M，TORRETTA S，et al. ENT assessment in the integrated management of candidate for（maxillary）sinus lift. Acta Otorhinolaryngol Ital，2008，28（3）：110-119.

8. LEE J W，YOO J Y，PAEK S J，et al. Correlations between anatomic variations of maxillary sinus ostium and postoperative complication after sinus lifting. J

Korean Assoc Oral Maxillofac Surg，2016，42（5）：278-283.

9. HUNTER W T，BRADRICK J P，HOUSER S M，et al. Maxillary sinusitis resulting from ostium plugging by dislodged bone graft：case report. J Oral Maxillofac Surg，2009，67（7）：1495-1498.

10. KIM Y K，HWANG J Y，YUN P Y. Relationship between prognosis of dental implants and maxillary sinusitis associated with the sinus elevation procedure. Int J Oral Maxillofac Implants，2013，28（1）：178-183.

11. SCHWARZ L，SCHIEBEL V，HOF M，et al. Risk factors of membrane perforation and postoperative complications in sinus floor elevation surgery：review of 407 augmentation procedures. J Oral Maxillofac Surg，2015，73（7）：1275-1282.

12. ALKAN A，CELEBI N，BAS B. Acute maxillary sinusitis associated with internal sinus lifting：report of a case. Eur J Dent，2008，2（1）：69-72.

13. MANOR Y，MARDINGER O，BIETLITUM I，et al. Late signs and symptoms of maxillary sinusitis after sinus augmentation. Oral Surg Oral Med Oral Pathol Oral Radiol Endod，2010，110（1）：e1-e4.

14. KFIR E，GOLDSTEIN M，ABRAMOVITZ I，et al. The effects of sinus membrane pathology on bone augmentation and procedural outcome using minimal invasive antral membrane balloon elevation. J Oral Implantol，2014，40（3）：285-293.

15. TOZUM T F，DURSUN E，TULUNOGLU I. Sinus floor elevation from a maxillary molar tooth extraction socket in a patient with chronic inflammation. J Periodontol，2009，80（3）：521-526.

16. HERNANDEZ-ALFARO F，TORRADEFLOT M M，MARTI C. Prevalence and management of Schneiderian membrane perforations during sinus-lift procedures. Clin Oral Implants Res，2008，19（1）：91-98.

17. HONG S O，SHIM G J，KWON Y D. Novel approach to the maxillary sinusitis after sinus graft. Maxillofac Plast Reconstr Surg，2017，39（1）：18.

18. LECHIEN J R，FILLEUL O，COSTA DAP，et al. Chronic maxillary rhinosinusitis of dental origin：a systematic review of 674 patient cases. Int J Otolaryngol，2014，2014：465173.

19. CHIAPASCO M，FELISATI G，ZANIBONI M，et al. The treatment of sinusitis following maxillary sinus grafting with the association of functional endoscopic sinus surgery（FESS）and an intra-oral approach. Clin Oral Implants Res，2013，24（6）：623-629.

20. ABU-GHANEM S，KLEINMAN S，HOROWITZ G，et al. Combined maxillary sinus floor elevation and endonasal endoscopic sinus surgery for coexisting inflammatory sinonasal pathologies：a one -stage double-team procedure. Clin Oral Implants Res，2015，26（12）：1476-1481.

21. TROELTZSCH M，PACHE C，TROELTZSCH M，et al. Etiology and clinical characteristics of symptomatic unilateral maxillary sinusitis：a review of 174 cases. J Craniomaxillofac Surg，2015，43（8）：1522-1529.

22. BIAFORA M，BERTAZZONI G，TRIMARCHI M. Maxillary sinusitis caused by dental implants extending into the maxillary sinus and the nasal cavities. J Prosthodont，2014，23（3）：227-231.

29. 上颌牙齿种植与上颌窦囊肿

口腔种植在牙列缺损、缺失修复中具有重要的地位，与可摘局部义齿相比，可更好恢复患者的咀嚼能力，使其更舒适，固位更好；与固定义齿相比，可以在不损伤基牙的基础上恢复缺失牙。上颌后牙区是进食时主要功能牙区，该区域的牙缺失会引起咀嚼效率的降低，甚至由于长期的牙缺失导致骨失去生理刺激后牙槽骨发生吸收；此外上颌窦内气化，同样会导致窦底骨量不足，因此给上颌窦提升带来了挑战。目前进行上颌窦提升主要采用的术式包括上颌窦外侧壁提升和上颌窦内侧壁提升。然而在病理状况下进行窦提升，可能会增加窦提升后窦口鼻道复合体堵塞风险，这种情况可能导致窦内黏液分泌停滞，最终导致上颌窦感染，严重者将导致种植手术的失败。因此当上颌窦囊肿这种病理状态存在于上颌窦时，是否应该摘除上颌窦囊肿后再种植，术前的评估对上颌窦提升具有重要的意义。

29.1 上颌窦囊肿的发生率

上颌窦存在一些病变时可能并不出现症状，如黏膜增厚、囊肿及窦腔浑浊等，然而这些病变在所有病例中高达74%。上颌窦囊肿被称为上颌窦息肉性病变，是鼻窦囊肿中最常见的一种，其发生率仅次于上颌窦炎症。Giotakis研究发现上颌窦囊肿占所有鼻旁窦囊肿的89.5%～92.7%，上颌窦囊肿的发病率为3.6%～35.6%，它可以在上颌窦的任何壁中发现，66%位于窦底部。他们认为不同的影像学诊断方式可以得出不同的患病率，CT和MRI相比曲面断层片有更好的精确度。在6831例患者中使用MRI检查出7.4%患有上颌窦囊肿，在1167例患者中使用CT检查出21.6%患有上颌窦囊肿，28 265例患者中使用曲面断层片检查出3.6%患有上颌窦囊肿。如上颌窦囊肿逐渐长大，可出现头痛、面部症状如颊部压迫感、面部隆起、上颌牙列疼痛、鼻塞、嗅觉减退等症状，严重时可侵入眼眶，出现眼球移位、复视、溢泪等。文献报道，上颌窦囊肿发生的男女比例为 3 ∶ 2 至 2 ∶ 1，患者平均年龄（52.1 ± 11.4）岁，其中以 50 ～ 59 岁年龄段最多，其次为 40 ～ 49 岁和 60 岁以上患者，提示上颌窦囊肿更常见于中老年男性。

29.2 上颌窦囊肿与上颌窦炎

由于上颌窦囊肿和上颌窦炎发生率均较高，因此需要进行鉴别。上颌窦黏膜被假复层纤毛柱状上皮覆盖，产生的黏液对其有保护作用。分泌液中可发现各种各样细胞因子、免疫球蛋白等。上颌窦炎是由反复细菌感染或化学、物理创伤引起的窦黏膜炎性疾病。上颌窦炎和上颌窦潴留囊肿表现出类似的临床特征，所以尽管其致病原因不同，有时却难以区分。Soung 等对 25 例无症状上颌窦炎和 15 例无症状上颌窦囊肿分别进行了病理学检查，上颌窦炎的分泌液表现出对某些细菌更强烈的炎症反应，而上颌窦囊肿的分泌液含有更多的保护性蛋白质。有学者发现使用 CBCT 比曲面断层片能更好区分。虽然上颌窦炎通常表现为慢性炎症反应，但一旦病情加重可导致进行性头痛和身体虚弱，有些情况可能发展为全身性败血症。有报告显示鼻窦炎、慢性鼻炎鼻窦炎、鼻息肉、筛窦炎、额窦炎和上颌窦炎的病例数量迅速增加。因此，许多学者提出应该快速准确地进行鉴别诊断。

29.3 CBCT 诊断上颌窦囊肿的优势

为了诊断上颌窦的病变如囊肿、息肉和肿瘤等，曲面断层片通常被广泛使用。但不是每个有价值的区域都能够被准确地检测，直径小于 3 mm 的上颌窦病变检查效果差。CT 虽然能提供较好的三维影像，是上颌后牙临床诊断和治疗中相对可靠的测量工具，但其空间分辨率低，在精细解剖结构方面存在不足，而且 CT 具有价格较高、辐射量较大、拍摄不便、重建费时、无法实现即拍即用、对关键骨结构定位不够精确等缺点，限制了其在口腔治疗领域的广泛应用。CBCT 是一种新型计算机断层成像技术，其基本原理是：采用锥形 X 射线束和面积探测器，只需要围绕受检查者旋转250° ～ 360°，获取容积重建所需数据，即可重建出各向同性的三个维度上的断层图像。

CBCT 的优点：对骨组织空间分辨率高，图像质量好，影像几乎没有放大失真、没有重叠等。有研究者发现，上颌窦病变使用CBCT 与使用窦内窥镜检查具有相同的准确性，其强调了 CBCT 在该领域中的重要性。同样有学者指出，使用 CBCT 对解剖结构能有更好的评估。CBCT 扫描可以帮助诊断上颌窦病变，是非常有价值的临床诊断工具，特别是在有症状的上颌窦病变的情况下，三维诊断是非常有帮助的，同时CBCT 的辐射量更低（图 111）。

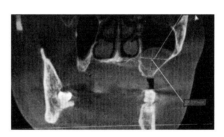

图 111　CBCT 显示左侧上颌窦底囊肿（烟台市口腔医院）

29.4 上颌窦囊肿分型及影像学特点

上颌窦囊肿可以分为 3 种类型：黏液囊肿、潴留性囊肿和假性囊肿。前两者为分泌囊肿，后者为非分泌囊肿。上颌窦黏液囊肿为真性囊肿，呈球形，具有扩张性和破坏性，有上皮衬里，通常因黏液排出的堵塞使液体累积而形成的，随着囊肿的增大在影像上可出现周围骨组织轻度硬化或压迫性吸收；潴留性囊肿则是因上颌窦黏膜中的浆液腺体导管受阻，导致管腔上皮的囊性扩张。其具有明显圆形边缘的阻射圆顶形结构，一般体积较小，影像学不易发现，通常没有主观症状。假性囊肿最为常见，其特征在于非常薄的黏膜将结缔组织包绕，由于液体潴留在结缔组织而产生，微小的半球形或椭圆形，均匀不透明，无上皮衬里、无黏液腺和导管结构，多呈局限性，并且在 CBCT 和根尖周片中都能很好地显现，通常表现为附着在上颌窦底的穹隆形，边界清晰的不透光区。由于未被上皮包绕固称为假性囊肿。相比之下，假性囊肿的发生率高于黏液囊肿和潴留囊肿。假性囊肿的病因目前尚不明确，发展缓慢，对周围骨壁没有影响，可自行消失。王虎等认为，实际上 CBCT 很难将潴留性囊肿和假性囊肿区分开，有的潴留性囊肿体积仍然很大，单纯从囊肿体积上看很难鉴别两者，且有时上颌窦内其他的病变，如良性肿瘤、炎症、息肉、真菌感染、病原牙导致的角化囊肿、根尖周囊肿、上颌窦脓肿等也有相似的表现（图 112）。还有文献将上颌窦囊肿分为 4 种类型，除以上 3 种类型外，还有上颌窦术后囊肿，上颌囊肿发生在与上颌窦相关的手术后，如 Caldwell-Luc 手术。

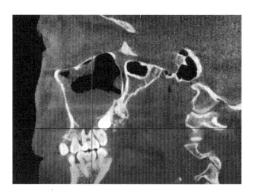

图 112　上颌窦囊肿合并上颌窦炎（烟台市口腔医院）

29.5 上颌窦囊肿的处理方式

上颌窦囊肿的处理方式仍然存在争议。过去，上颌窦囊肿的存在被认为是上颌窦提升术的禁忌证。一些学者建议在上颌窦提升术前应该去除或吸出囊肿，在取出囊肿至少 6 个月后才可以进行上颌窦提升。但是，这种方法延长了修复时间，从而降低了患者的舒适度。一些学者认为，可以在没有吸取或去除上颌窦囊肿的情况下进行上颌窦提升术，以缩短修复时间。近年来有学者发现上颌窦囊肿存在自然消退的情况，2011 年 Moon 等学者研究发现 17% 囊肿完全消失，12% 体积减小，62% 体积保持不变，11% 体积增加。还有学者发现，鼻窦的症状（鼻塞、打喷嚏等）与上颌窦囊肿有关的病例只有 2.6%，气道症状与上颌窦囊肿相关的比例占 1.6%，因此上颌窦囊肿摘除手术更为重要的是用于恢复受影响的上颌窦的通气和引流，以缓解患者的不适症状，大多无症状的囊肿，是不需要摘除的（图 113）。

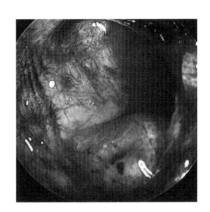

图 113　下鼻道开窗后鼻内镜下见上颌窦底的囊肿（烟台芝罘医院，彩图见彩插 58）

目前对待上颌窦囊肿通常有 3 种处理方法：第 1 种做法是在行上颌窦底提升术前先将囊肿摘除，然后再进行种植手术。这种提升主要适用于上颌窦的黏液囊肿，由于该囊肿具有破坏性，术前摘除黏液囊肿已无争议。第 2 种做法是在术中将上颌窦囊肿内囊液抽出后同期进行上颌窦提升。这种做法主要用于潴留性囊肿或假性囊肿。第 3 种做法是不做处理直接行上颌窦提升，适用于假性囊肿。上述方法在临床上出现了囊肿复发的病例。Wang 等学者报道，发现 29.4% 的上颌窦假性囊肿大小增加，随着 38 ～ 102 个月的随访，发现上颌窦口阻塞增加，从而可能增加骨移植材料和种植体失败的风险。这对治疗形成了干扰，因为其他窦性病变可能具有与假性囊肿相似的外观，包括良性和恶性肿瘤。这就对我们前面提出的假性囊肿保留的做法提出了质疑。

过去没有报道上颌窦潴留囊肿有破坏骨壁向周围入侵的病例，2014 年 Sung 等发现了 2 例上颌窦潴留囊肿破坏了上颌窦内侧壁而侵入到下鼻道，可以看到上颌窦周围的骨壁并没有被破坏，仅仅只是破坏了内侧壁，2 例患者均有鼻或鼻窦手术史。还有报道上颌窦潴留性囊肿的患病率从 1.6% 上升到 7.4%，呈上升趋势。Moon 报道在初诊时患有大的潴留囊肿（>20 mm）或双侧潴留囊肿的患者有进展风险，且潴留囊肿自然过程或进展的风险因素尚未完全阐明。Boris 还发现 1 例 68 岁的女性在 55 年前因双侧慢性上颌窦炎进行 Caldwell-Luc 上颌窦手术，现出现术后上颌窦囊肿侵犯眶底。术后上颌窦囊肿可能是上颌窦手术术后 60 年的延迟并发症。Boris 查阅文献发现在 Caldwell-Luc 手术后上颌窦囊肿的发生率为 1 ∶ 150，术后上颌窦囊肿占颌骨所有囊性病变的 19.5%。

Nishioka 的工作组在 20 年的文献综述中发现术后性上颌窦囊肿在亚洲人中发病 1223 例，白种人 87 例，亚洲人患病率明显高于白种人。术后性上颌窦囊肿晚期可能侵蚀骨壁而发生吸收及周围结构的改变。目前，很少进行像 Caldwell-Luc 一样的根治性手术，往往使用其他创伤较少的方法。为了防止术后性上颌窦囊肿，上颌窦的最小侵入性手术是非常重要的。微创的手术方式越来越被应用于上颌窦提升。过去，使用内窥镜鼻窦手术可以完全去除潴留囊肿，然而，这种方式需要去除上颌窦口的钩突和扩张窦口才能切除上颌窦囊肿，这导致了鼻腔正常结构和鼻旁窦的损伤。

有学者提出了球囊扩张技术与电子纤维喉镜结合可有效保护鼻腔和鼻窦的功能和结构，是治疗上颌窦潴留囊肿的良好选择。由于其具有保护黏膜的性质，球囊扩张技术出血少，愈合快，患者可以早期恢复正常工作。Chiapasco 等报道 12 例患者经上颌窦外侧壁开窗摘除大的假性囊肿，保护上颌窦黏膜的骨膜层，同期植入种植体，植入后 4～6 个月进行修复，没有患者出现术后并发症和囊肿的复发，并且术后 50 个月的随访成功率达到 100%，一例上颌窦假性囊肿患者，采用经上颌窦侧壁开窗方式抽出囊液，并行植骨术。

我们现在和耳鼻咽喉科反复会诊研究，有时联合手术，根据情况术前切除囊肿，或术中引流囊肿或对小的囊肿不做处理，应该在临床上进行很好的合作，根据囊肿的不同性质和大小制定出因人而异的治疗方案。

29.6 总结

上颌窦囊肿是口腔种植医师需要面对的一个难题。体积多大、什么位置、什么类型的囊肿应该摘除没有相关文献明确说明。术前应用 CBCT 可以帮助我们了解上颌窦囊肿的位置、数量、大小及类型，有利于我们充分了解上颌窦内囊肿的情况后制定手术方案，使我们能在三维空间上去估计上颌窦囊肿的形态，提高了手术的安全性。上颌窦囊肿分型主要是从影像学上观察周围骨壁是否破坏，但是上颌窦内存在的其他的病变如良恶性肿瘤也有相似的影像，上颌窦内的其他占位病变，与炎症、肿瘤、囊肿，该如何鉴别，往往单纯的影像学检查不能明确诊断，可能需要借助组织病理学检查，在这方面的文献数量很少，有待更多的研究。此外，没有文献明确给出上颌窦囊肿是否是上颌窦提升的适应证，各个专业的不同学者有不同的看法，我们和耳鼻咽喉科互相交流合作，在临床根据不同的情况进行不同的处理，国内外也不断有文献打破我们对上颌窦囊肿的认识，还需要更多的临床合作研究来指导我们在上颌窦提升时遇到上颌窦囊肿该如何处理。

（岳禧龙　周文娟　于海利　柳忠豪　张庆泉）

参考文献

1. NIEDERQUELL B M, BRENNAN P A, DAU M, et al. Bilateral postoperative cyst after maxillary sinus surgery: report of a case and systematic review of the literature. Case Reports in Dentistry, 2016, 2016: 6263248.

2. BANGLAWALA S M, SCHLOSSER R J, WENZTEL J, et al. Trends in chronic rhinosinusitis research in the past three decades. Int Forum Allergy Rhinol. 2016, 6 (1): 46-51.

3. CHIAPASCO M, PALOMBO D. Sinus grafting and simultaneous removal of large antral pseudocysts of the maxillary sinus with a micro-invasive intraoral access.

International Journal of Oral & Maxillofacial Sur, 2015, 44（12）:1499-1505.

4. VARELA-CENTELLES P, LOIRA-GAGO M, SEOANE-ROMERO J M, et al. Detection of the posterior superior alveolar artery in the lateral sinus wall using computed tomography/cone beam computed tomography: a prevalence meta-analysis study and systematic review. International Journal of Oral & Maxillofacial Sur, 2015, 44（11）:1405-1410.

5. XU J H, DAI W J, FAN X Y. Mucosal immunization with PsaA protein, using chitosan as a delivery system, increases protection against acute otitis media and invasive infection by streptococcus pneumoniae. Scand J Immunol, 2015, 81（3）: 177-185.

6. LEE J T, ESCOBAR O H, ANOUSEYAN R, et al. Assessment of epithelial innate antimicrobial factors in sinus tissue from patients with and without chronic rhinosinusitis. Int Forum Allergy Rhinol, 2014, 4（11）: 893-900.

7. STEIER L, STEIER G, DOGRAMACI E J, et al. Maxillary sinus unilateral aplasia as an incidental finding following cone - beam computed（volumetric）tomography. Aust Endod J, 2014, 40（1）: 26-31.

8. SHAHBAZIAN M, VANDEWOUDE C, WYATT J, et al. Comparative assessment of panoramic radiography and CBCT imaging for radiodiagnostics in the posterior maxilla. Clinical Oral Investigations, 2014, 18（1）: 293-300.

9. GIOTAKIS E I, WEBER R K. Cysts of the maxillary sinus: a literature review. Int Forum Allergy Rhinol, 2013, 3（9）: 766-771.

10. SCHALEK P, OTRUBA L, HORNÁČKOVÁ Z, et al. Mucosal maxillary cysts: long-term subjective outcomes after surgical treatment. European Archives of Oto-Rhino-Laryngology, 2013, 270（8）:2263-2266.

11. PRICE J B, THAW K L, TYNDALL D A, et al. Incidental findings from

cone beam computed tomography of the maxillofacial region：a descriptive retrospective study. Clin Oral Impl Res，2011，23（11）:1261-1268.

12. AIBU S. Symptomatic maxillary sinus retention cysts：should they be removed? Laryngoscope，2010，120（9）:1904-1909.

13. WANG J H，JANG Y J，LEE B J. Natural course of retention cysts of the maxillary sinus：long-term follow-up results. Laryngoscope，2009，117（2）：341-344.

14. SILVA M A，WOLF U，HEINICKE F，et al. Cone-beam computed tomography for routine orthodontic treatment planning：a radiation dose evaluation. American Journal of Orthodontics & Dentofacial Orthopedics，2008，133（5）: 64，el-e5.

15. MARDINGER O，MANOR I，MIJIRITSKY E，et al. Maxillary sinus augmentation in the presence of antral pseudocyst：a clinical approach. Oral Surgery Oral Medicine Oral Pathology Oral Radiology and Endodontology，2007，103（2）:180-144.

30. 上颌牙齿种植与变应性鼻炎

变应性鼻炎也称过敏性鼻炎，是目前最为常见的鼻黏膜炎症性疾病。其典型的临床症状包括流鼻涕、鼻塞、瘙痒及反复打喷嚏。变应性鼻炎会对患者的学习、工作、社会生活等方面造成严重的负面影响，严重降低患者的生活质量。变应性鼻炎日益成为全球性的健康问题，全世界约有4亿人口受其影响，研究显示我国17个城市人群的平均患病率达到17.6%。变应性鼻炎可对各个年龄段的人群产生影响，但80%的患者会在20岁前出现症状。

30.1 变应性鼻炎的诊断

变应性鼻炎可包括一个或多个以下典型临床症状：瘙痒、流鼻涕、鼻塞、打喷嚏，有时还会出现嗅觉减退。一旦暴露于过敏源中，变应性鼻炎的症状会在几分钟之内出现，并在好转前持续1～2小时。50%～70%的患者可能会发生过敏性结膜炎，出现眼部瘙痒、充血、水肿等症状。花粉诱发的变应性鼻炎患者可能还会出现口腔过敏症状，这些患者在口腔接触了不同种类的新鲜水果及蔬菜后，会立刻出现口咽部的高敏状态，包括舌部、唇部及腭部的瘙痒、刺痛、血管神经性水肿等。

变应性鼻炎的确诊一方面需要特异性 IgE 的检测，一方面需要通过了解患者的过敏史。IgE 的检测方法包括皮肤针刺试验及血清特异性 IgE 检测。由于这两种检测方式的结果都可能会出现假阳性或假阴性，因此结果的判定必须与患者的过敏史相结合。变应性鼻炎主要是由吸入性过敏源触发，其中尘螨、草地、花粉是最为常见的过敏源。

30.2 变应性鼻炎的治疗

（1）药物治疗。研究显示，鼻内应用糖皮质激素是治疗变应性鼻炎最有效的手段之一，这种方式可用于中重度变应性鼻炎，甚至可应用于儿童。同时鼻内应用糖皮质激素还适用于伴有哮喘的患者。抗组胺类药物也可治疗变应性鼻炎，但由于其会产生镇静作用，可能会对患者的工作及学习状态产生一定的负面影响。

（2）免疫疗法。不同于药物缓解鼻部症状，免疫治疗的目标是改变免疫系统反应。皮下免疫疗法需要反复注射过敏源提取物。这一治疗方式适用于重度变应性鼻炎患者，症状无法通过药物治疗得到控制或药物治疗的副作用严重。并且这一方法具有较高的风险，可能会引发严重的副作用，必须在专业医师的指导下进行。除皮下免疫疗法外，舌下免疫疗法也可应用于成人及儿童。舌下免疫疗法的安全性较皮下免疫疗法更高，其有效性可长达 3 年。这两种方式均对阻止哮喘的进一步发生有一定有效性。

（3）手术治疗。虽然手术疗法在变应性鼻炎患者中并不常用，但如其他治疗方法均效果不佳或伴有鼻部解剖异常而引起鼻部症状，严重影响患者的生活质量，可以考虑接受手术治疗。主要术式包括：鼻后神经切断术、筛前神经切断术、岩浅大神经切断术、翼管神经切断术等。此外，伴有鼻腔结构异常如鼻中隔偏曲及下鼻甲肥大者，可考虑行鼻中隔矫正术及下鼻甲减容术。

（4）中医药疗法。中医药疗法包括口服中药及针刺、艾灸及穴位敷贴等。研究表明，防风、辛夷、细辛等成分能够明显减轻鼻黏膜炎症程度，有效缓解局部症状。针刺、艾灸及穴位敷贴等方法也有显著的临床疗效，同时安全性较高，副作用较小，因而逐渐被大众接受，越来越多的人选择采用中医药疗法治疗变应性鼻炎。

30.3 变应性鼻炎与上颌义齿种植

上颌后牙区的种植修复，由于上颌窦气化及拔牙后牙槽骨吸收常常面临可用骨高度不足的问题，上颌窦底提升术是临床中最常用的术式之一（图 114）。上颌窦底提升术的术后并发症包括出血过量、上颌窦黏膜穿孔、创口感染和上颌窦炎等。为了避免术后并发

症的发生，上颌窦底提升术后 1 周
患者应注意避免用力擤鼻和打喷
嚏，术后适当使用鼻腔喷剂以保持
窦口的通畅和窦内分泌物顺利引流
到鼻腔。因此，变应性鼻炎患者在
行上颌窦底提升术后必须对变应性

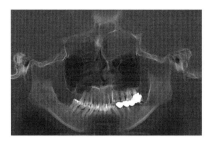

图 114　上颌窦底骨高度不
足（烟台市口腔医院）

鼻炎进行控制，防止鼻塞、打喷嚏等相关鼻部症状的发生。

　　另一方面，变应性鼻炎与急、慢性上颌窦炎均存在相关性，
在进行上颌窦底提升术前如发现患者存在变应性鼻炎病史，也应
对其上颌窦内炎症变化更加小心。变应性鼻炎能够引发黏膜低度
持续性炎症反应，因而变应性鼻炎是机体系统
性验证反应的一部分，与许多其他黏膜炎症性
疾病密切相关，包括哮喘、鼻窦炎、过敏性结
膜炎等。在全球范围内，同一患者群体可同时
患有变应性鼻炎及哮喘，而患有哮喘及重度变
应性鼻炎也与鼻窦炎的发生密切相关。变应性
鼻炎可经由鼻部炎症反应使患者更易发生上颌
窦炎，从而导致鼻塞及上颌窦堵塞的出现。研
究表明，上颌窦疾病与变应性鼻炎密切相关，
25% ～ 30% 的急性上颌窦炎患者同时患有变应
性鼻炎，同时 40% ～ 67% 的变应性鼻炎患者患
有单侧慢性上颌窦炎，并有高达 80% 的患者患
有双侧慢性上颌窦炎（图 115）。

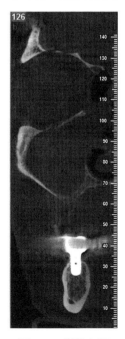

图 115　慢性上颌
窦炎患者 CT 影像
（烟台市口腔医院）

中国医学临床百家

如患者同时发生上颌窦急性炎症，则无法行上颌窦底提升术，必须首先控制炎症后择期再行种植修复。而慢性上颌窦炎是上颌窦底提升术的相对禁忌证，由于慢性上颌窦炎患者上颌窦会出现黏膜增厚，在行经由外侧壁进路的上颌窦底提升术时，需要

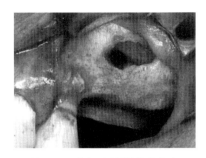

图 116　上颌窦外提升术中上颌窦黏膜穿孔（烟台市口腔医院，彩图见彩插 59）

小心黏膜质脆粘连而导致上颌窦黏膜穿孔（图 116）。

30.4　小结

对于变应性鼻炎患者，在行上颌窦底提升术前，常规应用相关药物控制鼻部症状，主要以抗过敏的药物为主，以抗菌药物为辅，鼻喷药物和口服药物联合使用，防止并发症的发生，也应关注患者是否同时存在上颌窦炎症，上颌窦黏膜轻微增厚的患者，术中应格外小心避免穿孔；无法直接进行手术的患者，应首先治疗变应性鼻炎和上颌窦炎症，以及时应用抗过敏、抗感染的药物，延误手术，做到早发现、早诊断、早治疗。

（任静宜　周文娟　于海利　柳忠豪　张庆泉）

参考文献

1. MAURER M，ZUBERBIER T. Undertreatment of rhinitis symptoms in Europe：findings from a cross-sectional questionnaire survey. Allergy，2007，62（9）：

1057-1063.

2. WALKER S，KHAN-WASTI S，FLETCHER M，et al. Seasonal allergic rhinitis is associated with a detrimental effect on examination performance in United Kingdom teenagers：case-control study. J Allergy Clin Immunol，2007，120（2）：381-387.

3. 储俊才，程雷 . 变应性鼻炎变应原免疫治疗新指南 . 中国中西医结合耳鼻咽喉科杂志，2018，26（3）：161-162.

4. CANONICA G W，BOUSQUET J，MULLOL J，et al. A survey of the burden of allergic rhinitis in Europe. Allergy，2007，62（Suppl 85）：17-25.

5. GREINER A N，HELLINGS P W，ROTIROTI G，et al. Allergic rhinitis. Lancet，2011，378（9809）：2112-2122.

6. BOUSQUET J，VAN CAUWENBERGE P，KHALTAEV N，et al. Allergic rhinitis and its impact on asthma. J Allergy Clin Immunol，2001，108（5 Suppl）：S147-S334.

7. TEN BRINKE A，GROOTENDORST D C，SCHMIDT J T，et al. Chronic sinusitis in severe asthma is related to sputum eosinophilia. J Allergy Clin Immunol，2002，109（4）：621-626.

8. FOKKENS W，LUND V，MULLOL J，et al. European position paper on rhinosinusitis and nasal polyps 2007. Rhinol Suppl，2007，20：1-136.

先天性疾病篇

先天性唇腭裂所伴随的鼻尖、鼻前鼻孔的畸形，一般在唇腭裂修复时一起整复，但是有些复杂的鼻畸形，需要二期整复，所以在术前应该统筹考虑，多学科会诊，兼顾治疗。唇腭裂畸形鼻中隔偏曲，发育缺损，影响咽鼓管及其周围肌肉等诸结构的发育，从而影响功能，下面分别进行叙述。

31. 唇腭裂对鼻尖、鼻翼的影响

单侧唇裂或双侧唇裂，均可不同程度的造成鼻尖和鼻翼的畸形，进而累及鼻前孔，给患者带来精神、肉体的痛苦，所以在唇裂手术时或唇裂手术后可以根据情况行鼻尖成形、鼻翼成形、前鼻孔成形，因为每一个患者的病情不同，所以修补的手术方法和技巧也不相同。

一般情况下，鼻小柱、鼻尖、鼻翼和鼻前孔在进行唇裂单侧修补后，畸形均可以得到不同程度的修复，轻者也可以完全恢复，但是

遇到完全唇裂、牙槽嵴裂较宽，或患侧牙槽嵴向后内塌陷，鼻翼明显下垂而且扁平者，手术时尤其注意根据情况进行操作。

对牙槽嵴向后内塌陷而且鼻翼明显下垂、扁平者，在手术时常常需要将患侧鼻翼外侧脚自梨状孔边缘和下鼻甲下方分离松解，使之复位到正常位置，而且需要沿患侧鼻孔边缘做切口，将鼻翼软骨与其上的皮肤充分分离至鼻尖，在鼻前庭侧切除一条新月形皮肤，同时在患侧鼻翼外侧，经鼻小柱和鼻孔底部做一固定的褥式缝合，鼻孔用合适的硅胶管固定 1 ～ 2 周。

唇裂修补术后如果鼻部畸形仍较明显，可以做二期修补，手术方法很多，常用的为在鼻小柱和鼻孔边缘做蝶形切开，分离鼻翼软骨和皮肤，在鼻尖和鼻小柱的上部分离两侧鼻翼软骨内侧脚，将患侧的鼻翼软骨内侧脚剪断上提，缝合于健侧鼻翼软骨上，使得二者等高，常规缝合切口。对于个别较轻的患者可以不剪断，直接用丝线缝合两侧鼻翼软骨内侧脚即可。

对于鼻孔低垂者，可以在鼻孔内侧缘做软骨间切开，分离鼻翼软骨外侧脚，将其横断切成上下两部分，将上部拉向对侧上内方牵拉并缝合于鼻背的软骨上。患侧鼻孔底部塌陷者，可以保留该侧要切除的上唇组织，去除皮肤或黏膜，形成组织瓣移植于该处。也可以在颊侧做一组织瓣转移充填，如果仍然不足，可以使用骨组织、软骨组织或硅胶等进行填塞。

对于术后两侧鼻孔不等大的情况，可以根据情况使用 Z 形瓣成形术进行调整，Z 形瓣可以灵活、变通使用，例如 Z 形、倒 Z 形、斜 Z 形、横行 Z 形、变形 Z 形等。

如果患侧鼻翼仍有不同程度的塌陷，可以使用欧尼米卡法矫正，即在患侧鼻翼沿鼻孔缘做一蒂部在近中侧、宽度不少于 2 ～ 3 mm 的三角形皮瓣，将切口向下延伸至鼻小柱基底和鼻孔底部，将三角形皮瓣旋转移植于鼻小柱和鼻孔底部，缝合，供区直接缝合即可，此种方法也可以矫正鼻小柱和鼻孔底部的继发畸形。

对于双侧唇裂的鼻小柱过短畸形，可以在修复唇裂的同时，使用 V-Y 推进形皮瓣的形式进行修复，即在鼻小柱和上唇做 V 形切口，分离 V 形瓣，剪开鼻中隔下缘的组织，将 V 形瓣上拉，按照 Y 形瓣的缝合方式进行缝合。

遇到鼻背较宽者，可以在鼻背部做一皮下蒂瓣，菱形切开穿过皮下隧道直达两侧鼻翼内侧脚，在鼻小柱做一横切口通向鼻背部切口，拉过皮下蒂瓣缝合加长鼻小柱，鼻背部切口拉拢缝合即可。

鼻翼软骨低垂伴鼻尖平塌者可以考虑按照 V-Y 的原则，做十字形皮瓣，使原鼻背组织形成鼻尖，鼻尖组织形成鼻小柱。上唇仍较为松弛，也可以按照旋转推进原则在上唇做双交叉皮瓣，将两瓣缝合上推，加长鼻小柱，再从两侧鼻前孔的蒂部做切口形成两个三角形瓣向中部推进成形。

外伤所致的鼻孔闭锁或低平者，可以参照唇裂合并鼻翼、鼻小柱、前鼻孔畸形的整复原则进行，术中可以灵活运用手术原则。

总之，唇裂合并的鼻翼、鼻小柱、前鼻孔的畸形，千变万化，不能一概而论，但是总的成形原则是不变的，使用中可以灵活掌握，不能拘泥于某一种办法和某一种技术，应该结合起来，方不至于在手术中束手无策。

以下为 1 例外伤性鼻孔闭锁低位畸形患者的相关影像资料（图 117～图 122）。

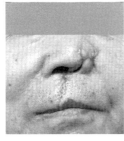
图 117 以鼻部外伤后左鼻孔闭锁、低位畸形为例（烟台毓璜顶医院，彩图见彩插 60）

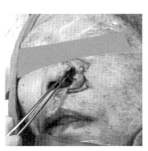
图 118 左鼻翼 Z 形瓣外移扩大左鼻孔（烟台毓璜顶医院，彩图见彩插 61）

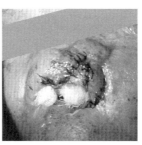
图 119 部分游离的耳郭瓣植入（烟台毓璜顶医院，彩图见彩插 62）

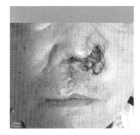
图 120 术后 10 天抽出纱条鼻孔良好（烟台毓璜顶医院，彩图见彩插 63）

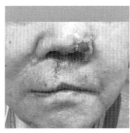
图 121 术后 15 天鼻部情况（烟台毓璜顶医院，彩图见彩插 64）

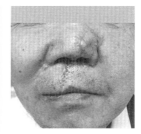
图 122 术后 3 个月鼻部恢复良好（烟台毓璜顶医院，彩图见彩插 65）

（张庆泉　李志芸　王春雨　孙岩　陈秀梅　姜绍红）

参考文献

1. 王大玫 . 成形外科学讲座（头颈部）. 昆明：云南人民出版社，1983：261-269.

32. 腭裂对鼻中隔发育的影响

腭裂是一种常见的先天性口腔颌面部发育畸形。在胚胎发育的第 5 周，人的颜面部开始发育，左右鼻突向内融合形成正中腭突，同时左右外侧腭突向正中融合，共同构成腭。若任一部分融合异常，即形成腭裂。本例患儿鼻中隔发育不全伴有悬雍垂裂，以及咽鼓管圆枕的异常、鼻咽腔的宽大，其发病过程与腭裂患者相同，可以认为是不全腭裂的类型。

我们发现鼻中隔发育不全可能继发于腭裂。鼻中隔由软骨、筛骨垂直板及犁骨构成。腭裂患者的犁骨发育程度较差，与上颌骨融合程度降低，与鼻中隔软骨、筛骨垂直板之间骨缝长度变短。我们观察一例患者因睡眠打鼾及听力下降就诊，结合鼻内镜检查发现鼻中隔后端缺失、悬雍垂裂及咽鼓管圆枕的异常。其鼻中隔中部偏后呈楔形向上缺损，表明犁骨的生长发育存在缺陷，未能与上颌骨正常融合。多项研究表明，犁骨与上颌骨融合程度的降低与上颌骨发育不足有一定的相关性。而面部局部的生长发育延缓，导致后续生长发育无法得到相应刺激而变缓。由此我们推断，患者犁骨缺陷导致上颌骨发育不足，减弱了促使腭突向正中发育的外侧力量，影响了左右侧腭突正常融合，形成了腭裂。此外，患者软腭鼻面中部凹陷，表明犁骨缺陷导致两侧腭突缺乏中间力量牵拉，最终形成了以腭突正中为中心的局部融合障碍。这也是该患者腭裂发病的重要原因。

发现鼻中隔缺损或部分缺失的患者，应注意与 Binder 综合征鉴别。Binder 综合征系先天性面部发育不全，以鼻上颌部发育不良为主要特征，鼻部塌陷常合并鼻中隔底部的部分缺失。

观察后面报道一例患者悬雍垂裂、鼻中隔后端缺失，伴有顽固性分泌性中耳炎，较为少见，可为相关病因研究提供参考。虽然有关于鼻中隔黏膜缺损再生的类似研究，但目前该类鼻中隔发育异常没有很好地针对病因的治疗方法，该类患者应该长期随访观察，预防感冒，勿用力擤鼻。如果继发咽鼓管功能下降，一般保守治疗或鼓室置管治疗效果不佳，可考虑行咽鼓管球囊扩张治疗，但同时也需注意其咽鼓管异常开放的问题。

【典型病例】

患儿，女性，11 岁。因"睡眠打鼾、憋气伴听力下降，反复发作 2 年"于 2017 年 2 月 13 日入院。查体：少年女性，身高 1.2 m，全身检查未见异常，鼻、面部发育未见异常。专科检查见口咽部黏膜慢性充血，悬雍垂裂，扁桃体 Ⅱ 度。鼻咽侧位片提示腺样体增生肥大，A/N（腺样体与鼻咽腔的比值）比值为 8 ：10。鼻内镜检查见腺样体增生超过圆枕水平，致圆枕轮廓不清，双侧咽鼓管咽口受挤压。耳内镜检查示双侧鼓膜内陷，右侧充血，左侧呈淡黄色，内可见液平。声导抗：双耳 B 型曲线，双耳同侧、对侧镫骨肌声反射均未引出。纯音测听：双耳传导性聋，右耳气导平均听阈（500、1000 及 2000 Hz）为 46 dBHL，骨导平均听阈 0 dBHL；左耳气导平均听阈 41 dBHL，骨导平均听阈 7 dBHL。临床诊断为扁桃体、腺样体肥大，分泌性中耳炎。2017 年 2 月 15 日在全身麻醉下行鼻内镜下腺样体等离子消融术＋双侧扁桃体切除术＋双耳鼓膜造孔术治疗。术后睡眠鼾声明显减轻、憋气消失，听力好转出院。术后 2 个月时患儿又出现听力下降，于 2017 年 5 月 23 日复查，检查发现双耳鼓膜内陷，呈淡黄色改变，积液征（＋）。声导抗：双耳 B 型曲线，双耳同侧、对侧镫骨肌声反射均未引出。纯音测听：右耳气导平均听阈 32 dBHL，骨导平均听阈 10 dBHL；左耳气导平均听阈 27 dBHL，骨导平均听阈 8 dBHL。外鼻及鼻腔前部无异常，鼻内镜检查见鼻咽部无腺样体残留，但鼻咽腔增大，内镜下可以直视整个鼻咽腔及对侧下鼻甲后端，软腭鼻面中部凹陷，上部可见鼻中隔残端。将鼻内镜从下鼻道水平进入，硬腭无凹陷，鼻中隔中部偏后呈楔形向上缺损，至鼻中隔后缘缺损近 1/2，可以看到对侧大部分下鼻甲；鼻内镜下观察吞咽动作，见软腭鼻面及咽鼓管之间的运动缝隙偏大，圆枕呈倒 S 形，位于下鼻甲后端并有下移，咽鼓管咽口呈闭合状态。咽部黏膜慢性充血，悬雍垂裂；咽部软腭反射尚可，但软腭上抬腭咽闭合略差，无开放性鼻音。诊断为鼻中隔发育不全，悬雍垂裂，分泌性中耳炎。

相关影像资料见图 123。

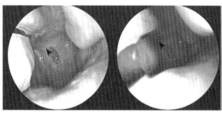
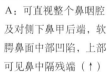

A：可直视整个鼻咽腔及对侧下鼻甲后端，软腭鼻面中部凹陷，上部可见鼻中隔残端（↑）　B：鼻内镜从下鼻道水平进入，鼻中隔中部偏后呈楔形向上缺损（↑），硬腭无凹陷，可见对侧大部分下鼻甲　C：圆枕呈倒 S 形（↑），在下鼻甲后端并有下移，咽鼓管咽口呈闭合状态　D：腭裂（↑），咽部软腭反射尚可，腭咽闭合略差

图 123　内镜下（烟台芝罘医院，彩图见彩插 66）

（李宇玥　贾传亮　张芬　王贝贝　王小雨　张庆泉）

参考文献

1. 王炜.整形外科学.杭州：浙江科学技术出版社，1999：644-673.

2. 付元，罗奕，周治波，等.腭裂患者犁骨发育程度的测量分析，实用口腔医学杂志，2016，32（4），522-525.

3. REN S，MA L，SUN Z，et al. Relationship between palatevomer development and maxillary growth in submucous cleft palate patients. Cleft Palate Craniofac J，2014，51（3）：314-319.

4. BINDER K. Dysostosis maxillo-nasalis，ein archinencephaler Missbildungskomplex. Dtschsche Zahnarztuche Zeitschrift，1962，6：438-444.

5. CHOI K Y，CHO S W，CHOI J J，et al. Healing of the nasal septal mucosa in an experimental rabbit model of mucosal injury. World Journal of Otorhinolaryngology. Head and Neck Surgery，2017，3（1）：17-23.

6. 戴嵩.球囊导管扩张术治疗咽鼓管功能障碍//世界中联耳鼻喉口腔专业委员会换届大会暨第七次学术年会、中华中医药学会耳鼻喉分会第二十一次耳鼻喉科学术年会暨辽宁省中医及中西医结合耳鼻咽喉科学术会议论文集.沈阳：世界中联耳鼻喉口腔专业委员会，中华中医药学会，2015：54.

7. 李宇玥，李宇玥，王贝贝，等.悬雍垂裂、鼻中隔发育不全伴咽鼓管功能不良1例.中华耳鼻咽喉头颈外科杂志，2018，53（7）：535-536.

33. 腭裂对咽鼓管形态及功能的影响

33.1 腭裂

腭裂可单独发生也可与唇裂伴发。腭裂不仅有软组织缺损，有些可有不同程度的骨组织缺损，使得其吮吸及言语等生理功能障碍比唇裂严重，有些综合征腭裂的患儿常伴有其他脏器或机体等部位的畸形，临床上最常见的是先天性心脏病和罗宾序列征。根据上海交通大学医学院唇腭裂治疗研究中心数据统计，2010年度住院手术患者1036例，男性632例（61%），女性404例（39%）；不完全腭裂199例，单侧和双侧完全性腭裂136例，综合征性腭裂50例。

（1）腭裂的解剖生理特点。腭部由硬腭和软腭两部分组成，硬腭的主要结构为骨骼，位于前部，介于口鼻腔之间，其主要功能是将鼻腔与口腔分隔，避免食物进入鼻腔和鼻腔分泌物流入口腔，有利于保持口、鼻腔的清洁卫生。软腭是与语音、吞咽等功能有关的重要结构，主要有腭咽肌、腭舌肌、腭帆张肌、腭帆提肌和腭垂肌五对肌组成，并与咽侧壁肌、咽后壁的咽上缩肌的肌纤维相连，形成一个完整的肌环。

腭裂患者的硬腭在骨骼组成上与正常人的硬腭相同，但在形态结构上有明显差异。主要表现为在腭穹隆部不同程度的裂开，前可达切牙孔或牙槽突，裂开部位的硬腭与鼻中隔不相连，使口、鼻腔相通，在体积上，患侧较健侧小。软腭肌群与正常人的软腭相同，但因在软腭有不同程度的裂开，改变了软腭五对肌的肌纤维在软腭中线相交织呈拱形的结构，使之呈束状沿着裂隙边缘由后向前附着在硬腭后缘和后鼻嵴，从而中断了腭咽部完整的肌环，使腭裂患者难以形成腭咽闭合，造成口鼻腔相通，同时也影响了咽鼓管功能，导致吸吮、语音、听力等多种功能障碍。

（2）腭裂的临床分类。国内外未见统一的腭裂分裂方法，但根据腭部的骨质、黏膜、肌层的裂开程度和部位，多采用以下临床分类方法。

按照腭裂的程度将其分为以下三度。Ⅰ度：限于腭垂裂。Ⅱ度：部分腭裂，裂开未达到切牙孔；根据裂开部位又分为浅Ⅱ度裂，仅限于软腭；深Ⅱ度裂，包括一部分硬腭裂开（图124）。Ⅲ度：全腭裂开，从腭垂到牙槽突裂开，常伴有唇裂（图125）。

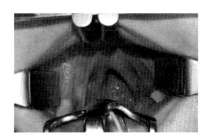

图124　Ⅱ度腭裂（烟台市口腔医院，彩图见彩插67）

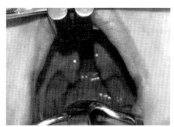

图125　近Ⅲ度腭裂（烟台市口腔医院，彩图见彩插68）

（3）腭裂的临床表现和特点

①腭部解剖形态的异常：软硬腭完全或部分由后向前裂开，腭垂一分为二。在临床上偶见一些腭部黏膜看似完整，但菲薄，骨组织可有或没有缺损，这类患者软腭肌肉发育差，腭咽腔深而大，软腭和咽侧壁活动度微弱，在临床上以综合征形式表现较多见，同时可伴有听力障碍或伴有先天性心脏病等疾患。

②吸吮功能障碍：因腭部裂开，使口鼻腔相通，致患儿吸母乳时乳汁易从鼻孔溢出，从而影响患儿的正常母乳喂养，常常迫使家长改为人工喂养模式。

③腭裂语音：腭裂语音是腭裂患者特有的临床特点，发元音时气流进入鼻腔，产生鼻腔共鸣，在发出的元音中带有过度鼻音，发辅音时，口腔内难以维持所需要的气压，影响了辅音的清晰度。

④口鼻腔自洁作用的改变：腭裂患者口鼻腔相通，进食时，食物容易逆流到鼻腔和腭咽部，既不卫生，也容易引起局部感染，严重者造成误吸。

⑤牙列错乱：完全性腭裂患儿常伴有完全性或不完全性唇裂，牙槽突裂隙宽窄不一，有的患者牙槽突裂端口可不在同一平面上，因裂隙两侧牙弓前部缺乏应有的骨架支持而导致牙齿错位萌出，因此导致牙列紊乱和错位。

⑥听力功能的影响：腭裂造成的肌性损坏，特别是腭帆张肌和腭帆提肌附着异常，其活动量降低，使咽鼓管开放能力改变，影响中耳气流平衡，易患分泌性中耳炎。同时由于不能有效地形成腭咽闭合，吞咽进食时常有食物反流，易引起咽鼓管及中耳的感染，因此腭裂患儿中耳炎的发生率较高。

⑦颌骨发育障碍：部分腭裂患者有上颌发育不足，随着年龄增长而越来越明显，导致反合或开合。

33.2 咽鼓管

咽鼓管是沟通鼓室和鼻咽腔的管道，由 1562 年 Bartolomeus Eustachius 首次描述并命名，1704 年 Antonio valsalva 进一步补充了附着的肌肉组成。

（1）咽鼓管的解剖生理。成人咽鼓管（咽鼓管咽口至鼓室口之间）的长度为 31～38 mm，由骨部（咽鼓管骨部）和软骨部（咽鼓管软骨部）组成，上咽部的咽鼓管内侧约 2/3 为软骨，成人咽鼓管的鼓室口高于咽口 20～25 mm，管腔方向自鼓室口向内、向前、向下达咽口，故咽鼓管与水平面约成 40°，与矢状面约成 45°（图 126，图 127）。咽鼓管的主动开放依赖腭帆张肌的作用，管腔的闭合依赖管壁周围组织的压力及软骨内弹性纤维的弹力。绝大多数时间咽鼓管管腔是关闭的，只有当在做吞咽、哈欠及喷嚏动作时管腔才会短暂的打开，起维持中耳腔内压力平衡，保护中耳内结构及引流中耳腔内分泌物的作用，成人咽鼓管与小儿的区别之处是小儿的咽鼓管更接近水平并且更加短、宽，因此小儿的鼻咽部感染性炎症易经咽鼓管途径逆行感染中耳。

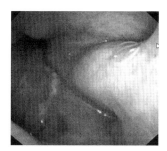 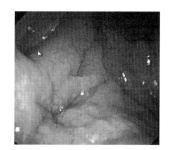

图 126 正常咽鼓管咽口（烟台芝罘医院，彩图见彩插 69）　　图 127 鼻咽部淋巴组织增生，但是咽鼓管咽口尚正常（烟台芝罘医院，彩图见彩插 70）

（2）咽鼓管的生理功能。正常情况下，咽鼓管有 3 个生理功能：①维持中耳与外界的气压平衡及通气；②清除鼓室黏膜的分泌物；③防止咽部液体进入鼓室。当张口、吞咽、呵欠、歌唱时借助腭帆张肌、腭帆提肌、咽鼓管咽肌的收缩，可使咽鼓管咽口开放，以调节鼓室气压，从而保持鼓室内外气压平衡，此时每次吞咽气体交换的容积约为 1 μL。咽鼓管黏膜为假复层纤毛柱状上皮，纤毛的运动方向朝向鼻咽部，因此可以使鼓室的分泌物得以排出。又因软骨部的黏膜呈皱襞样，具有活瓣作用，故有防止液体进入鼓室的作用。

（3）咽鼓管功能障碍。咽鼓管功能障碍（eustachian tube dysfunction，ETD），不是单独的症状和体征，而是一个临床综合征，是与之相关的临床症状和体征的总称。ETD 是由于其生理功能失调，导致中耳通气不足，从而引起耳满胀感和耳鸣，此外，还会引起分泌性中耳炎、鼓膜内陷和胆脂瘤等并发症。中耳负压的形成似乎是引起 ETD 的关键因素，并且与感染和鼻咽部阻塞如腺样体肥大或鼻咽癌，共同作为 ETD 的致病因素，进而导致鼓膜内陷和反复中耳积液形成。

根据病程长短（3 个月为界）分为急性与慢性，具体有以下 3 种分型：①咽鼓管延迟开放引起；②外界气压变化引起（一般认为是处于特殊气压环境或是从事特殊职业者出现的）；③咽鼓管异常开放。而咽鼓管延迟开放引起的功能障碍又可以分为 3 种：功能性阻塞、动力障碍、器质性阻塞。ETD 的发病率报道不一，1992 年英国流行病学调查显示成人 ETD 的发病率为 0.9%，而德国数据显示发病率为 5%。

（4）咽鼓管功能障碍发病机制。到目前为止，国内外许多学者对引起 ETD 的原因做了许多研究，发现其发生的主要因素包括：上呼吸道的反复炎症刺激、过敏源刺激、唇腭缺损、腺样体增生、鼻咽部的巨大肿瘤等，这些致病因素均有不同的机制引发咽鼓管不同程度上的机械性或功能性的梗阻。机械性梗阻是指由于鼻咽部的炎症及变态反应长期反复刺激，使咽鼓管鼻咽口黏膜水肿，咽鼓管圆枕增厚或自身先天的器质性管腔阻塞及狭窄。咽鼓管主动开放不良或因通气调节不佳导致功能性梗阻，此时并无明显的器质性管腔变化，可能与咽鼓管关闭的顺应性下降或腭帆张肌功能的改变有关。临床上咽鼓管的主动开放不良在先天性唇腭裂的患者中表现最典型，这是由于腭肌缺乏中线的附着点，导致肌肉收缩不良，造成咽鼓管不能主动开放。

（5）咽鼓管功能的检测方法。ETD 在成年人中的发病率约为 1%，虽然有许多传统的检查手法评估咽鼓管功能，但因为患者个体动作完成度具有差异性而缺乏准确性。到目前为止仍没有 ETD 诊断的金标准，诊断主要依靠临床症状和体征，且目前没有统一的诊断 ETD 的症状评分和功能测试评分系统。目前临床诊疗及研究中应用较多的咽鼓管功能评价方法主要有声导抗法、声测法、Valsalva 法、Politzer 法，受迫响应试验、吞咽法、Toynbee 法、九步试验、咽鼓管测压（tubomanometry，TMM）检测法等，以往使用的吞咽法、Valsalva 法、Politzer 法、Toynbee 法虽操作简单，可用来初步的评价咽鼓管功能，但是其结果很容易受到主观因素的干扰。TMM 检测法是目前临床诊疗中使用较为广泛的一种咽鼓管功能评价方法，用其测出的咽鼓管功能评分（eustachian tube score，ETS）来评价 ETD 是有效且可信的，当 ETS ≤ 5 时可定义为 ETD。

TMM：由 Estève 提出并改良，可通过 Spiggle &Theis 公司获得，其鼻部探头可给予鼻咽部不同的压力（30 mbar、40 mbar 及

50 mbar），然后检测鼻咽部和外耳道内压力的变化。若咽鼓管通气功能良好，则做吞咽动作时咽鼓管主动开放，鼻咽部的压力可经开放的咽鼓管传递至中耳，鼓膜就会发生直接或间接的移位，进而引起外耳道压力的变化，外耳道内的压力感受器探头可以记录到相应的压力变化曲线。通过曲线可以得出 C1（鼻咽部压力开始上升的时间）、C2（鼻咽部压力达到峰值的时间）、P1（外耳道压力开始变化的时间），最终可得出咽鼓管开放潜伏期指数（opening latency index）R=（P1–C1）/（C2–C1），其反映了鼻咽部压力大小与耳内压力变化之间的潜伏期。R 在 0 ～ 1 提示咽鼓管功能正常，R ≤ 0 提示咽鼓管提前开放，R>1 提示咽鼓管延迟开放，若外耳道未探测到明显的压力变化，表明咽鼓管不能主动开放。

虽然 TMM 诊断 ETD 缺乏足够的特异性，但为检测咽鼓管的开放率提供了较客观的依据。TMM 操作简单，费用低，实用性强，不论是鼓膜完整还是鼓膜穿孔的情况下均是用来描述咽鼓管功能的良好方法。但迄今为止，仍没有权威的文献报道 TMM 的敏感性及特异性，需要进一步的大样本临床随机研究。

33.3 腭裂与咽鼓管功能

（1）腭裂患者伴分泌性中耳炎的发病情况。对于腭裂患儿发生分泌性中耳炎的高峰年龄仍有争议，国外学者认为：正常儿童分泌性中耳炎发病高峰为 3 ～ 6 岁，＞ 6 岁后随着咽鼓管形态发生变化，功能好转，发病率递减。李薇等对 73 例新生儿及婴儿腭裂患者进行每月龄末行听性脑干反应（auditory brainstem responses，ABR）和声导抗检查，结合鼓室导抗图形、静态声顺值、镫骨肌声反射，作为分泌性中耳炎的判断指标，发现 73 例腭裂患儿发生疑似分泌性中耳炎，发生率为 100%，且均于出生后 6 个月内发生，平均发生年龄为 2.5 月龄。Kritzinger 对 44 例 3～31 月龄腭裂儿童进行中耳情况和听力情况调查，发现 64% 有分泌性中耳炎，28% 有听力下降。

临床上腭裂患者由于其软腭肌肉附着不正常，没有在腭部与咽部形成正常的软腭肌肉环，导致咽鼓管不能像正常一样随吞咽开闭，容易出现中耳内负压而有渗出液积聚，形成分泌性中耳炎，并可进一步发生感染成为化脓性中耳炎，这时可严重破坏中耳的声音传导功能而导致听力下降，这可严重影响患者的健康状况和生活质量，腭裂患儿的中耳疾病和相伴而来的听力下降是较严重的（图 128）。

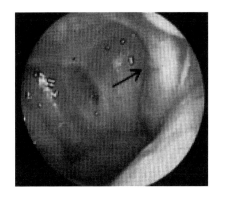

图 128　腭裂患者的反向圆枕，咽鼓管咽口呈关闭状态（烟台芝罘医院，彩图见彩插 71）

先天性腭裂患者的上腭部及悬雍垂部裂开，使口腔与鼻腔直接相通，造成说话、呼吸、咀嚼及吞咽的不便，另外患儿还常伴有鼻软骨畸形、鼻小柱畸形、鼻翼塌陷、齿槽骨裂、鼻咽部畸形、咽鼓管变异及中耳生理功能的异常等，对唇腭裂患者的唇部、腭部裂隙的修补及鼻部外观畸形的修复，已获得满意的整形修复效果，但对腭裂患者常常伴有的中耳疾患和听力下降等问题未能引起足够的重视。Stool 与 randall 报道了一组腭裂患者，发现中耳疾病的发病率为 94%，腭裂患儿的中耳疾病和相伴而来的传导性听力下降是较为严重的，此外还有研究发现，腭裂患儿的中耳疾病在婴幼儿时期就已经存在，且随着患儿的年龄增大，鼓室分泌物有向黏稠化、感染化改变的倾向，因而也说明早期的耳科治疗是必要的。

腭裂患者由于口鼻腔直接相通，软腭肌肉不能形成正常的软腭、咽肌肉环，因而不能有效地收缩使咽鼓管开放，容易出现咽鼓管功能障碍，使中耳长期处于负压状态，出现渗出液积聚，这也被称为分泌性中耳炎，表现为鼓膜凹陷、光锥消失、听力下降等，并可进一步发生感染出现化脓性中耳炎、听骨坏死、鼓室硬化等后遗症，当鼓室积液时，听骨链处于黏稠液体之中，功能活动障碍，可导致传导性听力下降。Bluestone 报道腭裂患者传导性听力下降的发病率大于90%，且听力下降的程度为 30～60 分贝，如检查结果为鼓室有病理性积液，则应尽早置放鼓室压力平衡管，维持引流，帮助鼓室通气，暂时代偿咽鼓管的功能，避免腭裂患者从分泌性中耳炎向化脓性、粘连性中耳炎转变的结局。

（2）腭裂导致咽鼓管功能异常、听力障碍的机制。咽鼓管及周围结构解剖、发育异常导致咽鼓管功能不良，咽鼓管是沟通鼓室和鼻咽的管道，自鼓室向前、内、下达咽部，可分为 2 部分，前 2/3 为软骨部，后 1/3 为骨部，咽鼓管周的两条肌肉是腭帆张肌和腭帆提肌，腭帆张肌分为附着部、下降部和腭腱膜 3 部分，附着部肌附于咽鼓管的软骨部和颅底的舟状窝，肌束下行呈直角绕过翼钩移行于腭腱膜，从附着部下缘至翼钩处为腭帆张肌的下降部，该部在幼儿几乎呈垂直下降，在新生儿则向前倾斜下降。腭腱膜占软腭前

1/3，前端与硬腭骨膜相连，后端游离，两侧腭腱膜在软腭中线结合形成腱膜吊带。腭帆提肌起于颈动脉管外口前缘，下行于咽鼓管下壁的后下面，肌纤维向前、内止于软腭，在软腭中线处与对侧同名肌形成肌肉吊带，腭裂患儿咽鼓管周结构异常，腭帆提肌吊带在软腭中线处中断，止点前移于硬腭，其形态发生质的变化，不能进行等张性收缩。此外，因腭帆提肌前移，与咽鼓管重叠较正常同龄者增加显著，使该肌几乎完全位于下壁的下方，即使能够正常收缩也不具有上抬软骨的能力。腭帆张肌和腭帆提肌的收缩传递到软骨部及与之相连的管腔黏膜，从而实现咽鼓管的开放。咽鼓管软骨与管腔的形态、曲率也是影响咽鼓管功能的重要因素。正常儿童咽鼓管软骨随着年龄增长逐渐成熟，表现为软骨细胞密度逐渐降低，而腭裂患儿咽鼓管软骨细胞密度较正常婴儿明显增加，提示其软骨不成熟。软骨弹性是维持咽鼓管支架和功能必需的。腭裂患儿软骨弹性蛋白含量显著减少，弹性降低，管腔顺应性增高，不利于咽鼓管的开放与关闭。

上述原因引起咽鼓管功能不良，造成中耳通气障碍，同时中耳内原有气体被黏膜吸收产生负压，使咽鼓管黏膜细胞通透性增强，渗出液增多，形成中耳炎。

此外，腭裂患者腭咽闭合不全，口鼻腔相通，咽鼓管咽口完全暴露于食物通过的口腔，不可避免的常常造成局部感染，使咽鼓管周围组织炎性水肿，引起分泌性中耳炎。Takahashi 等通过研究提出腭裂患者发生分泌性中耳炎的主要原因是咽鼓管黏膜感染、萎缩使中耳通气障碍，而咽鼓管周围的解剖异常反倒不那么重要。

腭裂患儿本身免疫力低下，容易引起慢性鼻炎，咽鼓管比平常人更接近水平，乳突气房发育浅小，都可使腭裂患儿易患分泌性中耳炎。

（3）腭裂患者中耳功能障碍和听力损失的治疗。腭裂患者伴有分泌性中耳炎可能并发鼓膜穿孔、粘连性中耳炎、胆脂瘤等，由于听力下降，严重影响其语言功能发育，甚至会造成患儿终身的语言功能缺陷，从而使患儿心理发育差，学习能力低。所以必须早期监控，以及时发现和治疗患者的中耳功能障碍和听力损失。

①纤维喉镜咽鼓管注气疏通并注药治疗分泌性中耳炎，在显示器监测下经纤维喉镜活检孔将造影管插入咽鼓管口 1 ～ 1.5 cm，来回移动导管疏通堵塞的咽鼓管以通气加注药进行治疗，每周1 次，一般 2 ～ 3 次，最多 5 次，术后常规服用泼尼松，总有效率为 70.9%，此法在疏通过程中不会造成咽鼓管黏膜损伤，观察清楚，插入方便，刺激轻微，儿童易于接受（图 129）。

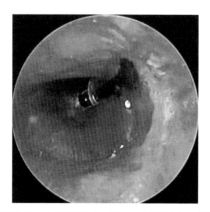

图 129　鼓膜置管后，有黏液溢出（烟台芝罘医院，彩图见彩插 72）

②腭裂修复术：邢晓建等对 43 例腭裂患儿进行腭裂修复术，发现术前分泌性中耳炎的发病率为 61.63%，术后半年复查分泌性中耳炎的发病率为 31.4%，认为腭裂修复术重建了腭帆提肌、腭帆张肌的解剖位置和关系，改变了口、鼻腔的分隔和腭咽闭合的程度，关闭了腭部裂隙，并使软腭得到延长，减少了咽鼓管咽口的炎症，在一定程度上改善了中耳功能，降低了分泌性中耳炎的发病率。0 ～ 3 岁接受腭裂修复术的患者术后腭咽闭合功能的恢复明显优于 3 岁以上接受腭裂修复术的患者，而 3 ～ 6 岁接受腭裂修复术的患者术后腭咽闭合功能的恢复要优于 6 岁以上接受腭裂修复术的患者，从而得出腭裂修复术手术年龄越小，腭咽闭合功能恢复程度越好。

③腭裂修复术同期行鼓膜穿刺术，腭裂并发分泌性中耳炎的患者，修复腭裂的同时行中耳穿刺，是防止腭裂患儿分泌性中耳炎发生粘连性中耳炎的可靠手段，并具有创伤小、效果好的特点。

④鼓室置管改善中耳通气引流，对腭裂伴分泌性中耳炎鼓室置入通气管的治疗现在仍有争议。

（4）腭裂修复对中耳功能的影响。通过手术修复腭裂，做腭帆张肌和腭帆提肌的切开及在腭中缝的对位缝合，形成完整的软腭 - 咽肌肉环，能有效地收缩软腭肌肉环，使咽鼓管能随吞咽等运动而开闭，因而可以减少中耳内的负压，在一定程度上改善患者的咽鼓管功能，有利于中耳功能的康复，若再置入鼓室通气管，鼓室内外气压平衡得到有效的保障，更能促进中耳功能的康复，Doyle 等认为咽鼓管的开放功能在腭裂修复术后有一定的改善，并会给咽鼓管及中耳的功能带来有利的影响。

可采用以下方法预防和治疗腭裂患者伴有的中耳疾患：①尽早定期检查中耳功能，如发现咽鼓管堵塞、中耳功能障碍，可采取保守治疗，鼻腔滴药，减轻咽鼓管咽口水肿及咽部炎症，等待早期腭裂手术，术后再行动态观察，如检查结果为分泌性中耳炎，应尽早在鼓室置入中耳通气管，有助于鼓室通气，代偿咽鼓管失去的正常功能；②在腭裂术前婴儿期可进行软腭肌功能训练，强壮软腭肌肉，有助于咽鼓管行使正常功能，对腭裂术后建立正常的语音功能也有重要意义；③腭裂术中要减小损伤，避免过多的瘢痕，注意恢复肌肉的功能位，如分离腭帆肌在硬腭后缘的附着，在硬腭后缘 1 cm 处，对合两侧肌肉缝合；④腭裂患者尽量避免使用耳毒性药物，如链霉素、卡那霉素、新霉素、庆大霉素等氨基糖苷类抗菌药物、水杨酸类止痛药，这些药物通过血液循环进入内耳，可损伤听觉系统，使患者听功能进一步下降。

（5）腭部整复术后与咽鼓管功能改善。在腭帆提肌修复术后 1 年，正常鼓室压力的检出率明显升高，说明腭裂修复术能够改善患儿咽鼓管及中耳的功能，因为施行腭帆形成术时，附着于腭腱膜的腭帆张肌和腭帆提肌，在腭中部连接缝合，形成完整的腭咽肌肉环，在张口、吞咽、呵欠时，腭咽肌肉环能有效地收缩使咽鼓管内口开放，保持鼓室与大气的相通，从而减少或避免中耳疾病的发生，因而腭裂修复越早，对咽鼓管功能和中耳功能的恢复越有好处，对其语言的发育也会产生有利的影响。因此在考虑腭裂患儿手术年龄时，除了考虑安全性，手术对语言、语音的影响外，同时也要考虑手术对咽鼓管功能及中耳功能的影响，对先天性腭裂患者的序列治疗，耳鼻喉医师应该尽早介入，尽早做耳科相关治疗是必要的。

总之，腭裂患者应尽早手术，尽早重建良好的腭咽闭合，腭裂修复术中应注意恢复软腭肌肉的连续性和功能位，修复术后的软腭能分隔口、鼻腔，减少鼻咽反流，从而减少鼻咽部感染的机会，改善咽鼓管咽口的水肿，明显消除经咽鼓管感染的因素，可以减少分泌性中耳炎的发生，有利于中耳功能和体力的恢复。耳鼻喉科医师应给予腭裂患者足够的重视，早期及时参与到治疗过程中，以减少中耳的不可逆病变，争取使患者在中耳疾病早期得到最有效的治疗，避免造成终身的语言功能缺陷。

（于晓红　张芬　柳忠豪　张庆泉）

参考文献

1. 孔维佳 . 耳鼻咽喉头颈外科学（八年制）. 北京：人民卫生出版社，2010.

2. 黄选兆 . 实用耳鼻咽喉头颈外科学 . 2 版 . 北京：人民卫生出版社，2008.

3. 田勇泉 . 耳鼻咽喉头颈外科学 . 8 版 . 北京：人民卫生出版社，2013.

4. 张志愿 . 口腔颌面外科学 . 8 版 . 北京：人民卫生出版社，2020.

5. WILSON A T，GRABOWSKI G M，MACKEY W S，et al. Does type of cleft palate repair influence postoperative eustachian tube dysfunction? J Craniofacial Surg，2017，28（1）：241-244.

6. ARUNACHALAM D，PENDEM S，RAVI P，et al. Abnormalities of the muscles of the soft palate and their impact on auditory function in patients operated on

中国医学临床百家

for cleft palate: a case-control study. Br J Oral Maxillofac Surg, 2019, 57（6）: 566-571.

7. BLUESTONE C, BLUESTONE M. Eustachian tube: structure, function, role in otitis media. Hamilton（Canada）and Lewiston（NY）: BC Decker, 2005: 113-150.

8. GODINHO R N, SIH T, IBIAPINA C D C, et al. Cleft lip and palate associated hearing loss in Brazilian children. Int J Pediatr Otorhinolaryngol, 2018, 115: 38-40.

9. FLYNN T, LOHMANDER A, MOLLER C, et al. A longitudinal study of hearing and middle ear status in adolescents with cleft lip and palate. Laryngoscope, 2013, 123（6）: 1374-1380.

10. FUNAMURA J L, LEE J W, MCKINNEY S, et al. Children with cleft palate: predictors of otologic issues in the first 10 years. Otolaryngol Head Neck Surg, 2019, 160（5）: 902-910.

治疗篇

鼻口腔相关疾病的治疗比较复杂，多年来形成的常规定式固定了一些认识和观念，固定模式一旦形成，要做到转变是很困难的，各自专业要以患者为中心，想患者所想，做患者所做。作为临床工作者，只要是对患者有好处的工作，就要尽最大努力，将该工作推广进行。

34. 鼻内镜下治疗鼻口腔相关囊肿类疾病

鼻内镜下行累及鼻底或上颌窦底的诸多上颌骨囊肿手术，最早起始于 20 世纪 80 年代末期，我们开始对腭正中囊肿进行口内进路手术，有 1 例患者发生了鼻腔口腔瘘，历经几次复杂的修补手术，终于修补成功，这也给我们提出了警示。但是经口进路的手术仍然同前。1989 年笔者在进行 1 例手术时先经唇龈沟切口进行囊肿剥离，但是把鼻底黏膜剥破，在无奈的情况下，笔者将鼻底囊肿隆起的部位切除了，形成了鼻内的引流，然后缝合了唇龈沟切口，鼻内引流口应用碘仿纱条，3 天后抽出碘仿纱条，鼻内引流口假膜形成好，7 天后拆除唇龈沟切口缝线，愈合好，鼻内引流口在一个月复查时愈合良好，引流口略缩小，上皮形成好。

总结 3 例腭正中囊肿手术的经验教训，我们集合成稿，1992 年在《中华耳鼻咽喉科杂志》第二期发表，这其中 1 例鼻底开窗引流手术成功地成为笔者开展同类手术的起始，后来病例逐步增多，我们就放弃了经口手术的方式，均从鼻底处开窗引流，获得很好的临床效果。

通过治疗这一部分患者，我们又引进了鼻内镜，经鼻的手术得心应手，以后再突出到鼻底的腭正中囊肿均进行了鼻内镜下的鼻底开窗手术，由王永福主任总结此类手术的工作，先后在《山东大学耳鼻喉眼学报》发表 2 篇关于腭正中囊肿的文章，得以向全国同行介绍推广。

后来我们逐步将鼻内开创的手术方式扩展到上颌骨囊肿、牙源性上颌骨囊肿、鼻前庭囊肿、球上颌囊肿等累及鼻底和上颌窦底的所有上颌骨囊肿手术，效果良好，没有失败或效果不好的病例。

手术中注意的问题：鼻底的手术开窗应该掌握这一原则，一般应该在单侧鼻底开窗，避免从双侧鼻底开窗，以免形成鼻中隔穿孔造成鼻腔气流紊乱所产生的症状，一般认为，鼻内气流呈抛物线形式，鼻底的穿孔不在抛物线气流的主要部位，所以应该没有太大的影响，但是尽量避免，对于囊肿的治疗也没有必要。

至于突入到上颌窦的上颌骨囊肿，不论是否为牙源性囊肿，均需要经上颌窦开窗引流，但是有一种情况可以例外，突出到下鼻道的囊肿，致使下鼻道隆起的患者，可以仅将下鼻道隆起切除开窗即可，无须开放其他上颌窦部分。对于仅突出到上颌窦的囊肿，需要行下鼻道进路，暴露囊肿隆起，然后将突出的囊肿上壁隆起切除，引流口通过引流到上颌窦，然后经下鼻道开窗处引流。

至于牙源性上颌骨囊肿的患者，囊肿内的牙齿，如果暴露好，可以拔出牙齿，如果暴露不好或拔出困难，可以不用拔出牙齿。

关于囊肿囊壁的处理我们认为，囊壁无须剥离切除，可自然形成鼻腔的一部分，但是囊肿的壁主要是鳞状上皮，与鼻腔黏膜的假复层柱状纤毛上皮是不一样的，尽管如此，应该恢复较快，引流多是通过重力进行，至于切口处的上皮恢复，鼻腔的黏膜上皮和囊肿内壁的上皮互相混合进入，鳞状上皮可以逐步演变为假复层柱状纤毛上皮，但是多是生长不完全。

手术时我们多用动力系统将造口边缘修剪整齐，出血的部位使用彭氏电刀进行电灼止血，所以术后反应和出血的可能性很少，最多只有轻微的渗血，但是对高血压、糖尿病、血液病的患者应该注意。

手术后的处理：因为手术仅处理了突出于鼻底的囊肿的隆起部分，创面也就是一个环形的切口部位的线性部分，那么创面的愈合也就仅限于这环形的线性部分，手术结束局部填塞膨胀海绵，一般在术后 24 ~ 48 小时就将膨胀海绵取出，创面部分予以轻轻收敛和吸引即可。

关于该类手术后的每日换药处理，仅将鼻内造口处简单吸引，或用麻黄素棉片收敛后清理即可，不要过多、过重的刺激局部，以免影响上皮的恢复。

开放的囊肿腔内如果没有分泌物和鼻涕集聚，可以不必冲洗，如果分泌物较多，可以应用生理盐水冲洗即可。

术后抽出膨胀海绵以前，可以使用纳米银鼻喷剂或色甘萘甲那敏鼻喷雾剂，喷入膨胀海绵之上，药物可以借助膨胀海绵渗于创面，帮助创面的炎症控制。抽出膨胀海绵后可以喷入以上两种药物，也可以喷入盐水鼻喷剂，或激素鼻喷剂。

1个月后复查鼻内镜检查，观察造口处恢复情况。3个月后造口基本上皮化，腔内上皮恢复正常。注意复查，防止造口再次闭锁。

（王坤　王文一　王永福　孙秀梅　张庆泉）

参考文献

1. 张庆泉，郭泉，张洪昌，等．腭正中囊肿 3 例．中华耳鼻咽喉科杂志，1992，27（2）：88.

2. 王永福，张庆泉，于君，等．鼻内镜手术治疗腭正中囊肿与开放式手术的比较．山东大学耳鼻喉眼学报，2009，23（6）：53-54.

3. 王永福，张庆泉．腭正中囊肿．山东大学耳鼻喉眼学报，2009，27（1）：83-85.

4. 王永福．腭正中囊肿 1 例 // 张庆泉，王春雨，孙岩．张庆泉教授团队耳鼻咽喉头颈外科病例精解．北京：科学技术文献出版社，2019：284-287.

5. 王春雨，张芬，张庆泉，等．鼻内镜下经鼻进路腭正中囊肿微创手术 21 例临床分析．山东大学耳鼻喉眼学报，2017，31（3）：84-86.

6. 王春雨，王永福，赵元阳，等．鼻内镜手术治疗突至上颌窦的上颌骨囊肿 11 例．中国眼耳鼻喉科杂志，2017，17（2）：132-134.

35. 牙源性疾病相关牙齿的处理

牙源性上颌骨囊肿，不论是根尖周囊肿、含牙囊肿、异位牙囊肿、多生牙囊肿，均需要开放囊肿引流囊液，至于牙齿是否需要处理，目前还需要观察，临床专家还有争论，不论是口腔科专家，还是耳鼻咽喉科专家，意见也是不一致的，我们根据多年的临床病例观察，有拔出牙齿的，也有保留牙齿的，所谓的有异常的临床症状，主要是根尖周囊肿，因为根尖周囊肿是可能有疼痛的。

我们认为其他囊肿内的牙齿，只要是开放囊肿后，牙齿暴露清楚的，可以从开放位置拔出的，尽量拔出牙齿，如果仅可以看见牙齿，但是拔牙器械不能够拔出，牙齿又没有疼痛，所以不必拔出，也不会有什么影响。

至于根尖周囊肿，患者有牙齿疼痛的情况，一定要注意看看牙齿是否松动，如果松动，则应该拔出牙齿，如果牙齿牢固，则在引流囊液后，给予抗感染治疗，疼痛消失后做牙齿的根管治疗，既能保留自己的牙齿，又能引流囊肿。

牙源性上颌骨囊肿手术中应该根据囊肿的大小、牙齿在囊肿内的位置、患者是否有疼痛、面部有无隆起综合观察。假如囊肿比较大，面部有隆起，牙齿位于囊肿的底部，即上颌骨囊肿的下方，此时应该注意牙齿外部暴露的地方，有无牙齿松动，如果此时拔出牙齿，则可能造成唇内瘘口，此时需要封闭瘘口。

根尖周囊肿一般不拔出患牙，牙齿固定者不考虑拔出，可进行根管治疗，根尖周围有骨质吸收者，只要囊肿引流好，周围的炎症吸收就不会加重，牙齿不松动就是患者的幸福。一旦牙齿松动，此类牙齿应该拔出，但是要注意口腔瘘的形成，提前准备修补瘘口。

（王春雨　王贝贝　王小雨　张庆泉）

参考文献

1. 王春雨，王永福，赵元阳，等．鼻内镜手术治疗突至上颌窦的上颌骨囊肿 11 例．中国眼耳鼻喉科杂志，2017，17（2）：132-134.

2. 张庆泉，宋杰，毛成艳，等．鼻相关外科学．长春：吉林科学技术出版社，长春，2005：225-228.

36. 上颌骨囊肿累及上颌窦的处理

上颌骨囊肿包括上颌骨囊肿、牙源性上颌骨囊肿、根尖周囊肿等，囊肿扩张到一定的时期，势必累及上颌窦，这是必然的，但是在手术中如何处理，要根据上颌骨囊肿的大小、具体部位、累及的程度、残余上颌窦是否有炎症表现等来进行处理。

如果上颌骨囊肿仅累及上颌窦底或鼻腔底或较轻，鼻底的隆起不明显，囊肿也比较小，可以选择经口腔手术，如果选择经鼻手术那么对鼻腔或上颌窦的创伤处理就比较大了，上颌窦底的囊肿如果下鼻道没有隆起，还需要下鼻道开窗，所以尽量经口腔进路手术，因为此类小的囊肿，清理完毕直接缝合即可，无须口内造口。如果患者考虑影响进食的问题较多，在征得意见后也可以经鼻手术。

如果上颌骨囊肿在鼻底或上颌窦底隆起比较明显，或在下鼻道已经隆起，那就尽量经鼻内镜下鼻内开窗手术，这样术后不影响进食，而且鼻底的开窗手术更为简单，操作省时省力，鼻内镜下视野又很清晰，效果也比较好，没有术后需经口腔的长时间的进食和换药、冲洗等影响。

上颌骨囊肿仅累及部分上颌窦，如果剩余上颌窦是正常的，上颌窦开口很通畅，周围没有息肉或炎症水肿的问题，那么剩余上颌窦就不需要开窗处理。如果剩余上颌窦已经有了炎症表现，或上颌窦口有息肉等病理改变，那就要处理了。处理的技术有两种，第一种手术方式是在下鼻道开窗后直接将上颌骨侵及上颌窦的隆起切除，使上颌骨囊肿和剩余上颌窦连成一个腔隙，由下鼻道直接引流即可，下鼻道开窗处应该保持通畅。上颌窦口如果没有病变就不要处理了。第二种手术方式是在下鼻道开窗处理上颌骨囊肿以后，对向上隆起的上颌骨的囊壁不予处理，直接从上颌窦开口处进行剩余上颌窦的扩大开放，清理剩余上颌窦的病变，这样下鼻道和自然窦口就双双开放了，囊肿腔和剩余上颌窦腔就各自引流了，强调一点，上颌骨囊肿的囊壁不要剥离切除，这是原则。保持造口和扩大窦口的开放状态是手术的最终目的，保持开放，手术就成功了，一旦闭锁，手术就失败了。

至于手术时鼻内镜的应用是必需的，至于是用常规器械，或是动力系统，或特殊的彭氏电刀，根据自己的条件和设备而定。

（王文一　王坤　孙艳青　宫向荣　崔红　孙秀梅　张庆泉）

37. 口腔上颌窦瘘的修补技术

如果拔出上颌第三齿以后的牙齿，牙根已经暴露于上颌窦内，那么拔出这个牙齿就可以造成口腔上颌窦瘘，患者进食进水就可以由此进入上颌窦内，如果上颌窦内原来就有感染，此次瘘口的形成可能还能引流上颌窦内的炎症分泌物，使得上颌窦内的炎症减轻，但是如果本来炎症不重或没有炎症，此次瘘管的形成，进食的水或残渣就有可能进入上颌窦，引起上颌窦的炎症或加重上颌窦的炎症。当然，如果瘘口很少，则只有水类的饮食才能进入上颌窦，瘘口较大，则进入的食物较多，炎症就重了。

一旦发生了口腔上颌窦瘘，手术修补是必要的，手术前一定控制好上颌窦内的炎症，经过瘘口的上颌窦内的冲洗是必需的。

小瘘口的处理：手术中如果发现了口腔上颌窦瘘，瘘口如果较小（2 mm 以下者），炎症又不重，仅从拔牙处清理创面，塞入保留的小骨片，黏膜下组织，或 ADM 修复膜，或小块状止血海绵填塞深部，牙槽骨边缘处理后缝合牙龈即可。如果自然窦口通畅，上颌窦内黏膜正常，无须做上颌窦的引流口。但是如果上颌窦内炎症分泌物较多，鼻内引流是必须要做的，下鼻道或自然窦口均可，术者可以根据手术时的具体情况确定。

如果瘘口时间较长，窦道已经形成，修补时就要造成创面，小的瘘口根据以上修补方法进行即可。

大瘘口的处理：如果瘘口较大（2 ～ 3 mm 以上者），手术就要根据周围的组织、骨质情况、上颌窦内的情况具体处理，原来的修补都是采取柯－陆手术进路，先将上颌窦底造成创面，然后在牙齿口腔面造成创面，两侧的创面连接，一定要连接好，避免黏膜上皮的残留，利用切口的软组织或残余骨片填塞瘘口，上颌窦内行下鼻道造孔开窗，置放带气囊的尿管或碘仿纱条压迫窦底，于牙龈处进行缝合。瘘口再大，可以使用唇龈沟黏膜瓣或腭瓣旋转进行外部的修补缝合。

目前由于鼻内镜的应用，修补的手术都在内镜监视下进行，需要窦内处理则由下鼻道开窗，其余处理同前，可以经下鼻道进行，也可以由口腔牙齿瘘口处观察瘘口情况和创面的处理情况、填塞的严密程度等。

近来由于纤细内镜和软镜的使用，手术中的观察更为仔细，可以将纤细的软镜由下鼻道造口处伸入观察窦底情况和瘘口的封闭严密程度，使手术更为可靠（详见口腔上颌窦瘘）。

（芦永胜　王克亮　张涛　陈运东　张密密　张庆泉）

参考文献

1. 郭泉．用 M 形瓣行口腔－上颌窦瘘及口腔－鼻腔瘘修补术．临床耳鼻咽喉科杂志，1988，2（4）：242-243.

2. 张庆泉，宋杰，毛成艳，等．鼻相关外科学．长春：吉林科学技术出版社，2005：224-226.

3. 于伟，张芬，张庆泉，等．牙源性上颌窦表皮样囊肿 1 例及文献复习．中国医学文摘耳鼻咽喉科学，2019，34（4）：267-268.

38. 口腔鼻腔瘘的手术治疗

口腔鼻腔瘘较为少见，牙齿仅为门齿和侧门齿，因为这几个牙齿的根尖基本在鼻前庭的位置，所以一般不会形成该部位的口腔鼻腔瘘，所以口腔鼻腔瘘多为手术引起，常见的手术即为腭正中囊肿、鼻腭囊肿或其他肿瘤手术造成的口腔鼻腔瘘，有些是人为形成的，例如腭部的恶性肿瘤，如果侵及骨质或鼻底骨膜，则势必切除腭部全层。如果为鼻底的恶性肿瘤，也可能切除鼻底至腭部全层，这样也会造成口腔鼻腔瘘，而且是大的瘘口。

口腔鼻腔瘘如果没有手术修补的条件或技术，可以做成上颌的全牙托的全口牙模式，佩戴后可以封闭瘘口，不影响进食。这种模式适用于较大的口腔鼻腔瘘，以及手术修补困难者，或身体情况较差不适宜手术者。

如果是较小的瘘口，一般掌握在 2 ～ 3 cm 直径，可以考虑手术修补。手术修补也有两种方式，一是利用局部黏膜瓣进行修补，常用的有唇龈沟黏膜瓣和腭瓣旋转修补口腔面，鼻底可以使用鼻甲黏膜或带下鼻甲骨片的符合组织瓣进行复合修补，手术后鼻腔内适度填塞，口腔面打包固定，将两种组织瓣贴近，以利于血运。二是利用游离组织瓣，胸大肌、背阔肌、下肢的复合皮瓣进行血管吻合的组织瓣修补，优点是血运充足，缺点是组织瓣臃肿，而下肢的复合组织瓣有一定的优势。

【典型病例】

患者，男性，34 岁。因为鼻唇部不适 1 年，常规检查发现上唇部正中隆起，部分呈囊性感，腭前部略隆起，行腭部咬合片检查发现腭部有约 3 cm×2 cm×2 cm 的椭圆形透光区，诊断为腭正中囊肿收入院。入院后全面检查，排除禁忌证后在全身麻醉下行唇龈沟切口囊肿切除术，术中鼻底黏膜破裂，腭部黏膜变薄，术后 7 天腭部破溃流出血性液体，予以冲洗，鼻内引流，术后 1 个月，形成鼻腔口腔瘘，约 1.5 cm×1 cm，反复给予局部硅胶塞堵塞，效果不佳，患者难以接受，半年后经过会诊，确定行唇龈沟黏膜瓣和腭瓣联合修补，先做蒂在上唇唇龈沟中央偏左的唇龈沟黏膜瓣，分离切口至鼻底黏膜至瘘口区，封闭口鼻瘘的鼻内面，填塞鼻腔，然后在右侧腭部至口鼻瘘边缘做 2.5 cm×2 cm 的腭瓣，旋转至口鼻瘘的口腔面，依次对位缝合，局部打包加压。术后 5 天抽出鼻腔填塞碘仿纱条，7 天拆开腭部打包，10 天拆除腭部缝线，修补成功，术后观察 1～3 年，口鼻瘘封闭良好。

此手术的经验教训是任何口鼻相关的囊肿手术，不能使口腔侧、鼻底或上颌窦的黏膜同时破裂，如果同时破裂，必须严密的进行一侧的修补，一侧引流，否则极易造成口腔鼻腔瘘或口腔上颌窦瘘，一定要注意。

（宫向荣　孙艳青　崔红　张庆泉）

参考文献

1. 郭泉 . 用 M 形瓣行口腔 – 上颌窦瘘及口腔 – 鼻腔瘘修补术 . 临床耳鼻咽喉科杂志，1988，2（4）：242-243.

2. 王永福，王春雨，于君，等.腭正中囊肿 1 例 // 张庆泉，王春雨，孙岩.张庆泉教授团队耳鼻咽喉头颈外科病例精解.北京：科学技术文献出版社，2019：284-287.

3. 张庆泉，宋杰，毛成艳.鼻相关外科学.长春：吉林科学技术出版社，2005：224-226.

39. 口鼻数字化外科的临床应用

口腔颌面部及鼻部关系密切，且解剖复杂，存在许多重要的解剖结构包括复杂神经血管网络。在这些区域进行手术前，通常需要进行 CT 或 MRI 等影像学检查来确定病变位置及其周围的解剖结构。随着图像技术的迅猛发展，计算机辅助的数字化外科成为可能。计算机辅助技术在外科手术的应用主要分为两类：计算机辅助的术前设计及计算机辅助动态导航技术。计算机辅助的术前设计包括用 3D 图像或模型来进行术前模拟，这一方法目前主要应用于口腔种植及正颌手术中。在术前用 3D 模型进行模拟如光固化模型等，对于评估手术计划并分析重要的解剖结构位置非常重要。而动态导航技术允许外科医师实时观测到手术器械的真实位置，最初应用于神经外科手术，后来骨科、耳鼻咽喉科也相继使用，由于其具有较高的可靠性及精确度，目前在口腔颌面外科中也得到了广泛应用。这一技术在临床的应用能够提高手术

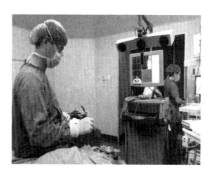

图 130　导航手术进行定位（烟台毓璜顶医院，彩图见彩插 73）

的精确性并能简化手术步骤，具有较高的可预测性（图 130）。

39.1 计算机辅助导航系统

手术导航系统与 GPS 全球定位系统（global positioning system）类似，由 3 个主要配件组成，包括定位器，相当于 GPS 中的卫星；探测器，相当于 GPS 发射的追踪波；CT 扫描数据，相当于 GPS 中的地图。目前最常用的导航系统包括 Instatrak（General Electric Health Care，Buckinghamshire，UK）、Stealth Station（Medtronic-Xomed，Jacksonville，FL）、Stryker Navigation System（Stryker-Leibinger，Kalamazoo，MI）及 VectorVision（BrainLab，Westchester，IL）。

导航系统主要分为光学及电磁学两大类，这两种系统功能相同，但两者用于为医师提供信息的技术截然不同。在光学系统中（也称红外线系统），是将红外线感受器与发光装置或光源反射器共同固定在患者的头部及手持探测器上。为了在术野中定位到器械的位置，必须应用系统的摄影装置或计算机捕捉到发光装置及被定为的器械。然而电磁系统是通过电磁场及固定在患者头部的设备参照点及一个在医师术野范围内使用的有线工具进行定位。不同于光学系统，电磁系统不必应用计算机进行监控，因而即使在手术室中患者与电脑之间有其他的设备遮挡住医师的视野也可以正常工作。然而，如果在电磁场中有过多的金属存在，可能会对其精确性造成影响。导航系统中应用的匹配技术也可以分为基于标识点的匹配方法和无标识点的匹配方法两种。基于标识点的匹配方法需要在术前影像中有可见的标识点并在手术操作中可被轻易地探查到，如黏附在皮肤上的参考标识物或植入骨内的螺丝等。不同于这一方法，无标识点的匹配方法依赖于患者颌面部的解剖标识本身。这一方法是通过将某一选中的骨隆突部分与 CT 中相应的结构进行匹配，激光表面扫描技术也可通过将皮肤表面的随机位点与 CT/MRI 影像中的软组织相应位点进行匹配应用于这一方法（图 131）。

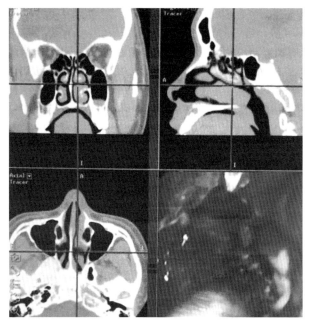

图 131　导航手术屏幕三维影像显示与内镜图片（烟台毓璜顶医院，彩图见彩插 74）

39.2 计算机辅助导航技术在口腔颌面部创伤中的应用

颧骨复合体在面部美学及咬合功能方面均有重要作用，颧骨复合体骨折是口腔颌面部创伤中最常见的骨折，这类骨折的治疗方法主要取决于骨块移位的程度及稳定性。颧骨复合体的治疗对于口腔颌面外科医师来说极具挑战性。除此，在颌面部创伤中，鼻 – 眶 –

筛骨折由于创伤部位可视性较差，其初次及二次修复也是最具难度的手术操作之一。如果未对面中部骨折进行充分的治疗，会导致功能及美学畸形的发生。导航技术的应用能够有效地控制颌面部严重畸形的发生。与传统技术相比，导航技术提高了颌面部修复的精确性及可预测性，改变了传统颌面部的重建观念。

已有研究报道了通过导航技术纠正眶-颧部畸形，导航技术的应用是基于 3D 虚拟的截骨术并用两种主要技术对发生移位的骨块进行虚拟复位。这两种截然不同的技术方法分别为镜像及非镜像辅助技术。镜像技术是将截断的骨块放置在未损伤侧作为重建的模板，然后通过特殊的镜像程序使其与损伤侧进行重叠并进行虚拟复位。这一方法的优势在于医师能够直观地判断如何移动骨块来与未损伤侧获得对称性。但正因如此，这种方法不适用于双侧损伤的病例。第二种方法与之不同，所有操作都是在损伤侧进行，不需要对侧的标识点来确定最终的复位位置。采用这种方法，医师必须进行虚拟截骨然后进行虚拟复位。这一方式的主要优点是可以用 CAD/CAM 软件处理标准的 DICOM 格式图像文件，可与任何的导航系统相匹配。但其缺陷在于无法使用镜像技术达到与未损伤侧的完全对称，而是只能通过医师的经验及设计想法对骨块进行复位。计算机辅助导航技术在颌面部骨折中的应用不仅能够通过计算机进行虚拟复位从而保证手术的精准性，还能够避免进行二次手术整复，进而避免产生额外的费用及患者的二次创伤。限制其临床应用的主要障碍在于导航系统设备昂贵并需要进行全面的术前计划。

（3）计算机辅助导航技术在鼻内镜手术中的应用

鼻内镜手术(endoscopic sinus surgery，ESS) 是耳鼻喉科最常用的手术操作之一，也是治疗多种鼻窦疾病的常见治疗方案（图 132 ）。在过去的 100 年中，对于顽固性的慢性鼻窦炎的治疗方式已经从鼻内或鼻外的治疗方法转变为微创的鼻内镜治疗

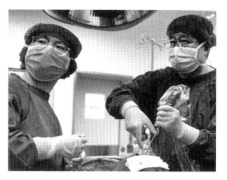

图132　鼻内镜手术（烟台芝罘医院，彩图见彩插 75）

方式。然而鼻内镜手术仍然存在许多并发症的风险，包括鼻出血、眶骨损伤及脑脊液漏等。鼻窦周围被许多重要的解剖结构包围包括眶内容物、颅内组织结构及血管。尽管内窥镜技术能够为手术操作区域提供较好的可视性，但研究发现传统鼻窦手术方法与鼻内镜手术方法的并发症发生风险均约为 1%，并无明显差异。而导航技术在鼻内镜手术中的应用能够降低这些并发症的风险，提高手术的精准性。

计算机辅助导航技术在鼻内镜中应用的适应证，主要包括慢性额窦炎、鼻窦息肉、慢性肉芽肿性真菌性鼻窦炎等。对于初学者，导航技术的应用可能会增加 15 ～ 30 分钟的操作时间包括设备操作及影像匹配时间。但医师熟练掌握设备后，可以明显缩短操作时间。但应用导航技术时，临床医师也需要熟悉手术部位的解剖结构。导航系统中呈现的图像与 CT 图像相同，临床医师无法通过屏幕直接迅速地判断血管的位置。这要求医师能够根据经验及解剖位

置分布进行判断。筛前动脉、筛后动脉及蝶颚动脉是 3 个可能会造成术中较大出血的血管，在进行深部鼻窦手术时，可能会遇到这些主要血管的较大分支。尤其是在进行额窦及蝶窦手术时，遇到这些主要血管的可能性更大。研究发现，即使是在出血的情况下，经验丰富的医师也可在导航技术引导下完成鼻内镜手术，并无主要并发症发生。对手术器械进行实时定位使得整个手术操作更加安全。尤其是在二次整复手术中，由于第一次手术改变了原有的解剖结构，以及在广泛性的炎症性疾病中，导航技术的作用更加显著。

39.4 计算机辅助导航技术在上颌窦异物取出中的应用

已有大量研究证实，导航技术可应用于头颈部的异物取出，并取得了良好的临床效果。计算机辅助导航技术可以将异物及手术器械进行实时的可视化，并与患者的扫描影像进行匹配。发生外伤时，上颌前牙常因此发生脱位或外伤。而上颌后牙由于其解剖位置及多根牙的结构不易受到影响。但如上颌窦区域受到较大外力时，由于上颌窦底部常与牙根位置较近，已有病例报道了上颌磨牙可能会脱落至上颌窦内（图 133）。这些病例报道中，当上颌受到向上的外力，并且外力不仅集中于髁突颈部并同时分散至上颌磨牙位置时，可能会导致上颌磨牙移位至上颌窦内，并同时导致髁突的骨折。医师在处理此类颌面部创伤

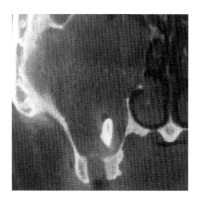

图 133　牙脱位至上颌窦内
（烟台市口腔医院）

时，时常会漏诊牙齿的移位。Tung 等分别在 1997 年及 1998 年报道了两个相似的病例，在第一次术后的几天，医师发现在牙龈创口处有溢脓。术后 CT 显示牙齿脱落至上颌窦内。在这些病例中，临床医师大多是由于仅关注了颌面部的骨折而忽略了牙齿损伤。尽管在颌面部外伤中，牙齿受外伤移位至上颌窦并不是经常发生，但在发生颌面部骨折时还是应对口腔状态包括牙齿、鼻腔、鼻咽部等进行仔细检查，避免漏诊。

在发生义齿移位至上颌窦时，许多医师倾向于选择应用内窥镜技术取出牙齿。在这些病例中，应用计算机辅助导航技术经由原始的创口能够避开重要的解剖结构。在导航技术的引导下，能够精确地定位并捕捉到移位的牙齿，整个操作过程具有更强的可视性及客观性，符合微创的原则并能够缩短手术时间。内窥镜技术能够用于确定移位牙齿在上颌窦中的位置，但内窥镜本身并不能够用于捕捉并取出移位牙齿，还需要其他的手术器械取出牙齿，因此会造成手术进路的扩大。与内窥镜方法相比，计算机辅助导航技术可以使得操作更加直观且微创。

（任静宜　杜平功　柳忠豪　张庆泉）

参考文献

1. HANNEN E J. Recreating the original contour in tumor deformed mandibles for plate adapting. Int J Oral Maxillofac Surg, 2006, 35（2）：183-185.

2. BARNETT G H. Surgical management of convexity and falcine meningiomas

using interactive image-guided surgery systems. Neurosurg Clin N Am, 1996, 7（2）: 279-284.

3. BERGER M, NOVA I, KALLUS S, et al. Electromagnetic navigated positioning of the maxilla after Le Fort I osteotomy in preclinical orthognathic surgery cases. Oral Surg Oral Med Oral Pathol Oral Radiol, 2017, 123（3）: 298-304.

4. SUKEGAWA S, KANNO T, SHIBATA A, et al. Use of an intraoperative navigation system for retrieving a broken dental instrument in the mandible: a case report. J Med Case Rep, 2017, 11（1）: 14.

5. HE Y, HUANG T, ZHANG Y, et al. Application of a computer-assisted surgical navigation system in temporomandibular joint ankylosis surgery: a retrospective study. Int J Oral Maxillofac Surg, 2017, 46（2）: 189-197.

6. AZARMEHR I, STOKBRO K, BELL R B, et al. Surgical navigation: a systematic review of indications, treatments, and outcomes in oral and maxillofacial surgery. J Oral Maxillofac Surg, 2017, 75（9）: 1987-2005.

7. PHAM A M, RAFII A A, METZGER M C, et al. Computer modeling and intraoperative navigation in maxillofacial surgery. Otolaryngol Head Neck Surg, 2007, 137（4）: 624-631.

8. LI L, YANG J, CHU Y, et al. A novel augmented reality navigation system for endoscopic sinus and skull base surgery: a feasibility study. PLoS One, 2016, 11（1）: e0146996.

9. HOWARD M A 3rd, DOBBS M B, SIMONSON T M, et al. A noninvasive, reattachable skull fiducial marker system. Technical note. J Neurosurg, 1995, 83（2）: 372-376.

10. HOFFMANN J, WESTENDORFF C, LEITNER C, et al. Validation of 3D-laser surface registration for image-guided cranio-maxillofacial surgery. J

Craniomaxillofac Surg，2005，33（1）：13-18.

11. LUEBBERS H T，MESSMER P，OBWEGESER J A，et al. Comparison of different registration methods for surgical navigation in cranio-maxillofacial surgery. J Craniomaxillofac Surg，2008，36（2）：109-116.

12. SCOLOZZI P，TERZIC A. "Mirroring" computational planning，navigation guidance system，and intraoperative mobile C-arm cone-beam computed tomography with flat-panel detector：a new rationale in primary and secondary treatment of midfacial fractures? J Oral Maxillofac Surg，2011，69（6）：1697-1707.

13. MANSON P N，CLARK N，ROBERTSON B，et al. Subunit principles in midface fractures：the importance of sagittal buttresses，soft-tissue reductions，and sequencing treatment of segmental fractures. Plast Reconstr Surg，1999，103（4）：1287-1306.

14. GRUSS J S. Naso-ethmoid-orbital fractures：classification and role of primary bone grafting. Plast Reconstr Surg，1985，75（3）：303-317.

15. LAUER G，PRADEL W，SCHNEIDER M，et al. Efficacy of computer-assited surgery in secondary orbital reconstruction. J Craniomaxillofac Surg，2006，34（5）：299-305.

16. KLUG C，SCHICHO K，PLODER O，et al. Point-to-point computer-assisted navigation for precise transfer of planned zygoma osteotomies from the stereolithographic model into reality. J Oral Maxillofac Surg，2006，64（3）：550-559.

17. FULLER S C，STRONG E B. Computer applications in facial plastic and reconstructive surgery. Curr Opin Otolaryngol Head Neck Surg，2007，15（4）：233-237.

18. PHAM A M，RAFII A A，METZGER M C，et al. Computer modeling and intraoperative navigation in maxillofacial surgery. Otolaryngol Head Neck Surg，2007，

137（4）：624-631.

19. GELLRICH N C, SCHRAMM A, HAMMER B, et al. Computer-assisted secondary reconstruction of unilateral posttraumatic orbital deformity. Plast Reconstr Surg, 2002, 110（6）：1417-1429.

20. DIGIOIA A M 3rd, JARAMAZ B, COLGAN B D. Computer assisted orthopaedic surgery. Image guided and robotic assistive technologies. Clin Orthop Relat Res, 1998,（354）：8-16.

21. WATZINGER F, WANSCHITZ F, WAGNER A, et al. Computer-aided navigation in secondary reconstruction of post-traumatic deformities of the zygoma. J Craniomaxillofac Surg, 1997, 25（4）：198-202.

22. STANLEY R B Jr. Use of intraoperative computed tomography during repair of orbitozygomatic fractures. Arch Facial Plast Surg, 1999, 1（1）：19-24.

23. GUNKEL A R, FREYSINGER W, THUMFART W F. Experience with various 3-dimensional navigation systems in head and neck surgery. Arch Otolaryngol Head Neck Surg, 2000, 126（3）：390-395.

24. STUBBS W K. Functional endoscopic sinus surgery. J Fla Med Assoc, 1989, 76（2）：245-248.

25. CHU S T. Endoscopic sinus surgery under navigation system--analysis report of 79 cases. J Chin Med Assoc, 2006, 69（11）：529-533.

26. CAI H X, LONG X, CHENG Y, et al. Dislocation of an upper third molar into the maxillary sinus after a severe trauma：a case report. Dent Traumatol, 2007, 23（3）：181-183.

27. TUNG T C, CHEN Y R, SANTAMARIA E, et al. Dislocation of anatomic structures into the maxillary sinus after craniofacial trauma. Plast Reconstr Surg, 1998, 101（7）：1904-1908.

28. ERTUGRUL E E, ERKUL E, VELIOGLU M. Late self-extraction of a traumatically displaced molar tooth from the maxillary sinus. J Craniofac Surg, 2012, 23（4）: e354-e355.

29. TUNG T C, CHEN Y R, CHEN C T, et al. Full intrusion of a tooth after facial trauma. J Trauma, 1997, 43（2）: 357-359.

30. RUPRECHT A, HALHOUL M N. Undiagnosed intrusion of a lateral incisor following trauma. J Trauma, 1979, 19（4）: 281-282.

31. GAO Q M, YANG C, ZHENG L Y, et al. Removal of long-term broken roots displaced into the maxillary sinus by endoscopic assistant. J Craniofac Surg, 2016, 27（1）: e77-e80.

32. POLAT C, BAYKARA M. An interesting reason for chronic sinusitis: firearms injury. J Craniofac Surg, 2011, 22（4）: 1519-1520.

33. 张庆泉. 耳鼻咽喉头颈外科影像导航技术. 北京: 人民卫生出版社, 2013: 30-87.

40. 口鼻相关内镜外科的临床应用

40.1 概述

口腔与鼻腔是相对独立的两个结构，但又相互倚靠，有些疾病同时占据了鼻腔与口腔，上颌骨囊肿是鼻腔与口腔共同占有的一种常见的良性病变，根据组织学及发病部位可分为牙源性与非牙源性两大类，牙源性囊肿包括含牙囊肿和根尖周囊肿，非牙源性囊肿包括鼻腭囊肿、皮样囊肿及肿瘤性病变等。由于上颌骨囊肿发病位置深在，患者早期多无症状，就诊时往往囊肿巨大、突入上颌窦内，对周围组织结构产生压迫，导致患者面颊部、唇龈部明显隆起肿胀，并对周围骨质形成压迫吸收。手术切除囊肿是普遍的治疗方法。传统手术方式多为经牙龈翻瓣进路或前庭沟进路治疗，术中需广泛分离面部软组织，切除部分上颌骨前部骨质，所以手术创伤大，术后患者面部肿胀、麻木并易出现上颌窦瘘及囊肿复发等并发症，并且部分颌骨有巨大囊肿，如果采取开窗治疗，会严重影响患者饮食等。随着鼻内镜技术的发展，内镜下鼻内开窗治疗上颌骨囊肿疗效较好。

40.2 有关解剖

（1）上颌骨。上颌骨左右各一块，位于面部中央，分为体部和4个突。体部有四个面，上面即眶面，对眶腔，内含眶下管，管向后连于眶下沟，向前通眶下孔；后面对向颞下窝，又叫颞下面，其下部隆起，叫上颌结节；内侧面又叫鼻面，可见上颌骨内的含气空洞即上颌窦；前面对向面部，有眶下孔。由前面内侧向上伸出额突，上接额骨，内侧接鼻骨，外侧接泪骨；向下伸出牙槽突，有容纳齿根的牙槽；向外侧有颧突，接颧骨；向内侧伸出水平腭突，两侧上颌骨的腭突相连接组成硬腭前部，其后缘接腭骨的水平板。

（2）鼻腔。鼻是呼吸通道的起始部分，也是嗅觉器官。鼻腔是位于两侧面颅之间的腔隙，以骨性鼻腔和软骨为基础，表面衬以黏膜和皮肤。鼻腔是顶狭底宽、前后径大于左右两侧的不规则的狭长腔隙，前起前鼻孔，后止后鼻孔通鼻咽部。鼻腔由鼻中隔分为左、右两腔，前方经鼻孔通外界，后方经鼻后孔通咽腔。每侧鼻腔可分为鼻前庭和固有鼻腔两个部分。鼻腔主要有呼吸、嗅觉和共鸣等功能。鼻腔是呼吸道的首端和门户。鼻毛对空气中较大的粉尘颗粒有过滤作用；鼻甲黏膜下有海绵状血窦，可供调节鼻内气温所需热量；鼻腔黏膜腺体可分泌大量液体，用来提高吸入空气的湿度，防止呼吸道黏膜干燥。嗅觉可增进食欲，辅助消化，且对机体有保护作用。通过鼻腔共鸣，发音可变得洪亮悦耳。

鼻窦又称鼻旁窦、副鼻窦。鼻腔周围有多个含气的骨质腔。它们隐蔽在鼻腔旁边，上颌窦位于鼻腔两旁、眼眶下面的上颌骨内；额窦在额骨内；筛窦位于鼻腔上部的两侧，由筛管内许多含气小腔组成；蝶窦在鼻腔后方的蝶骨内。它们均以小的开口与鼻腔相通。鼻窦除参与湿润和温暖吸入的空气外，还对人的脸部造型、支撑头颅内部、减轻头颅重量等方面起重要作用。

40.3 适应证

上颌骨良性病变、上颌窦内异物、上颌骨巨大颌骨囊肿等要根据病变的范围、性质决定。手术医师要熟悉上颌骨、鼻腔的解剖结构，能够熟练使用内镜行经鼻底或鼻甲进路手术。患者的全身情况能够耐受全麻手术，心肺功能正常。

囊肿类疾病，尤其是突入到鼻腔底部、上颌窦底部的疾病适用该术式。对于主要为腭部隆起、唇部隆起者，手术时应该斟酌，充分研究会诊后决定使用何种进路手术，术前也应该向患者交代清楚，求得患者的配合。

40.4 禁忌证

（1）患有严重的全身性疾病。

（2）怀疑恶性肿瘤或病理证实为恶性肿瘤。

（3）病变侵及眶底。

（4）鼻腔底、上颌窦底无隆起者应该慎重。

40.5 影像学检查

影像学检查应全面细致，术前必须完成 CT 检查，以及必要的增强 CT 检查、MRI 检查，为排除全身转移可行核素扫描。

40.6 手术操作

（1）根据术前影像学所显示的囊肿与上颌窦各壁及鼻腔的位置关系，采取经扩大上颌窦自然口进路并下鼻道开窗引流，术中尽可能全部切除突入上颌窦腔内的囊壁，保护上颌窦内的黏膜并探查囊肿底壁含牙情况，充分建立囊肿 – 上颌窦 – 鼻腔的永久引流通道。

（2）经扩大上颌窦自然口进路术中见囊肿有位于后外侧壁，全部或部分覆盖上颌窦自然开口，将上颌窦自然开口尽可能扩大，用动力系统及带角度的弯头上颌窦钳将突入生长在上颌窦腔内的囊壁切除，保留与上颌窦内壁融合的部分囊壁，尽可能不损伤上颌窦腔内的正常黏膜。

（3）内侧壁压迫下鼻道突入鼻底的囊肿，于内镜下行下鼻道开窗，联合切除囊壁，下鼻道开窗处进行引流。如上颌骨囊肿内有骨性间隔，一并去除，尽量使窦腔相通。

（4）鼻腔填塞膨胀海绵，手术次日以生理盐水喷鼻，48 小时后用鼻腔清洗器冲洗鼻腔，术后 3 天清理总鼻道内分泌物，术后第 4 天出院并行鼻喷激素，于术后 1 周至 10 天行内镜下换药清理术腔填塞物。常规术后 4、8、12 周行鼻内镜复查。处理术腔粘连，保持上颌窦中鼻道和（或）下鼻道开窗口通畅，观察并防止术腔闭锁、囊肿复发。

（5）术后随访：所有患者术后均定期随访 1、3、6、12 个月。随诊内容包括患者术前临床症状的恢复情况，面部有无麻木、肿胀、溢泪，囊肿是否复发、开窗口引流是否通畅，上颌窦腔上皮化及上颌骨囊肿周围骨质 CT 复查情况。

相关影像资料见图 134 ~ 图 143。

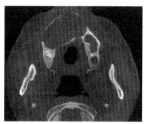 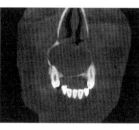 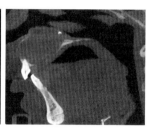

图 134　上颌骨囊肿的 CBCT　图 135　上颌骨囊肿的 CBCT　图 136　上颌骨囊肿的 CBCT
　　　　水平位表现　　　　　　　冠状位表现　　　　　　　矢状位表现
　　　（烟台市口腔医院）　　　（烟台市口腔医院）　　　（烟台市口腔医院）

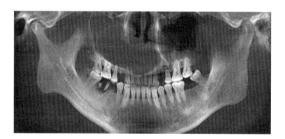

图 137　上颌骨囊肿的 CBCT 曲面体层改变（烟台市口腔医院）

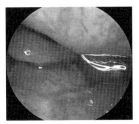
图 138　上颌窦口进路
上颌骨囊肿突入上颌窦
切除（烟台市口腔医院，
彩图见彩插 76）

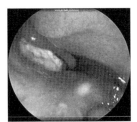
图 139　电灼钩突部位
（烟台市口腔医院，
彩图见彩插 77）

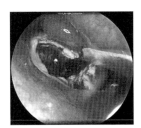
图 140　扩大开放自然
窦口（烟台市口腔医院，
彩图见彩插 78）

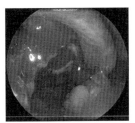
图 141　切除突至上颌
窦的囊肿壁（烟台市口
腔医院，彩图见彩插
79）

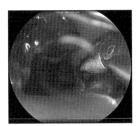
图 142　动力系统清除
囊肿残余组织（烟台市
口腔医院，彩图见彩插
80）

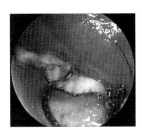
图 143　收敛止血（烟
台市口腔医院，彩图见
彩插 81）

40.7　注意事项

（1）由于术前影像学检查不能完全反映术中的变化，在内镜的角度下解剖位置可能会有变化。

（2）术中会采取压迫止血，术后可能会有一定的渗出，要求术后复苏完全，嘱患者去枕头偏向一侧，以利于分泌物流出或鼓励患者自行吐出。

（3）术后由于鼻腔有填塞，患者会有明显不适，甚至头痛等症状，部分患者无法耐受，可给予镇痛药物，也可以给予镇痛泵，缓解患者的不适症状。

（孙超　杜平功　柳忠豪　张庆泉）

参考文献

1. 王晓媛，周华安，付新海，等. 颌骨囊肿术后瘘发生原因分析. 现代口腔医学杂志，2000，14（5）：351.

2. SHARMA V，LAVANIA A，MALLICK S A，et al. Ectopic canine tooth：a rare cause for maxillary antral mucocoele. Kathmandu Univ Med J （KUMJ），2006，4（2）：251-252.

3. 李旭征，张淑香，李开元. 鼻内镜下摘除上颌窦囊肿的术式探讨. 中国耳鼻咽喉 – 头颈外科，2010，17（9）：495-496.

4. 周健，杜若鸿. 颌骨囊肿的治疗方法及其临床应用. 口腔颌面外科杂志，2012，22（4）：229-232.

5. 陈珂. 鼻内镜下鼻腔外侧壁开窗治疗上颌骨囊肿. 山东大学耳鼻喉眼学报，2014，28（6）：21-22，25.

6. 汪湛，何一川，陈文君，等. 保守治疗颌骨大型牙源性囊性病变的临床应用. 中国美容医学，2007，16（8）：1114-1116.

7. 樊明文. 口腔医学新进展. 武汉：湖北科学技术出版社，2000：270-275.

8. SUN K T，CHEN M Y，CHIANG H H，et al. Treatment of large jaw bone cysts in children. J Dent Child （Chic），2009，76（3）：217-222.

9. 武志强，费洪静，王秋旭，等. 应用开窗减压术和 2 种阻塞器治疗大型颌骨囊性病变的临床效果. 中国医科大学学报，2017，46（11）：1048-1051.

10. SHIGEMATSU H，OKU Y，KAWAMOTO Y，et al. Two-channel endoscopic sinus surgery for postoperative maxillary cyst. J Oral Maxillofac Surg Med Pathol，2014，26（3）：317-323.

11. 连冈. 鼻内镜下单纯鼻底开窗术治疗上颌骨囊肿的临床观察. 临床耳鼻咽喉头颈外科杂志，2011，25（11）：489-490，494.

12. 冀永进，李青峰，韩剑星，等 . 鼻内镜下上颌骨囊肿开放术 . 临床耳鼻咽喉头颈外科杂志，2012，26（17）：798-800.

13. 王春雨，张芬，张庆泉，等 . 鼻内镜下经鼻内进路行腭正中囊肿微创手术 21 例临床分析 . 山东大学耳鼻喉眼，2017，31（3）：84-86.

14. LEE J Y，BAEK B J，BYUN J Y，et al. Comparison of conventional excision via a sublabial approach and transnasal marsupialization for the treatment of nasolabial cysts： a prospective randomized study. Clin Exp Otorhinolaryngol，2009，2（2）：85-89.

15. 吴家森，殷海，何引，等 . 鼻内镜下泪前隐窝进路治疗上颌窦良性病变的临床研究 . 临床耳鼻咽喉头颈外科杂志，2016，30（11）：902-906.

16. 周兵，韩德民，崔顺九，等 . 鼻内镜下上颌窦手术 . 中国医学文摘（耳鼻咽喉科学），2007，22（4）：193-195.

17. 王磊，袁英，于学民，等 . 鼻中隔连续贯穿缝合技术在鼻中隔偏曲矫正术中的应用 . 山东大学耳鼻喉眼学报，2018，32（3）：73-75.

18. YANAGISAWA E，MIRANTE J P，CHRISTMAS D A. Endoscopic view of maxillary sinus cysts viewed through an accessory maxillary ostium. Ear Nose Throat J，2019：145561319882580.

19. KONDO KENJI，BABA SHINTARO，SUZUKI SAYAKA，et al. Infraorbital nerve located medially to postoperative maxillary cysts： a risk of endonasal surgery. ORL J Otorhinolaryngol Relat Spec，2018，80（1）：28-35.

20. SHARMA S，CHAUHAN J S. Bilateral ectopic third molars in maxillary sinus associated with dentigerous cyst-A rare case report. Int J Surg Case Rep，2019，61：298-301.

21. 王春雨，王永福，赵元阳，等 . 鼻内镜手术治疗突至上颌窦的上颌骨囊肿 11 例 . 中国眼耳鼻喉科杂志，2017，17（2）：132-134.

22. 许庆庆，段甦，王向东，等．牙源性上颌骨囊肿 1 例报告．首都医科大学学报，2019，40（3）：473-475.

23. 李晓宇，刘磊，肖金刚，等．开窗术治疗颌骨囊肿 13 例临床及病理学分析．陕西医学杂志，2007，36（10）：1292-1294.

41. 上颌窦底提升植骨术

牙种植修复作为一种可靠的缺失牙修复治疗方案，已被广泛应用于临床。在上颌后牙区，因牙周炎或根尖周炎导致的拔牙、上颌窦的不断气化等均可造成缺牙区剩余牙槽骨高度不足，在进行种植体植入前需进行一系列的骨增量过程。上颌窦底提升术是通过剥离提升上颌窦底壁的黏膜，形成容纳血液和骨移植材料的空间，从而满足种植垂直骨量的需求。研究显示，54.2% 的上颌后牙缺失患者行牙种植修复时，需行上颌窦底提升植骨术以增加垂直骨量。本节对上颌窦底提升植骨术分类、适应证及优缺点、上颌窦底提升植骨术并发症等几个方面进行阐述。

41.1 上颌窦底提升植骨术相关的解剖学基础

（1）大体解剖。上颌窦为位于上颌骨体中央的锥形空腔，为鼻旁窦中最大的一对窦腔。其基底由鼻腔外侧壁构成，尖部延伸至上颌骨的颧突，上壁为眶底，下壁为上颌骨的牙槽突，且常较鼻腔底低 1.5 cm。其下壁由前向后盖过上颌第二前磨牙到上颌第三磨牙的根尖，与上述牙根尖之间以较薄的骨板相隔，甚至无骨板而仅覆盖黏膜。

（2）上颌窦黏膜。上颌窦的黏膜衬里，也称为 Schneiderian 黏膜，由 3 层结构组成，表层结构为正常的呼吸纤毛上皮，中间层由薄层结缔组织构成，底层为紧贴上颌窦底骨壁的骨膜样结构，该骨膜样结构与上颌骨骨皮质表面的骨膜不同，没有血管和弹性纤维，也没有明显的成骨细胞。此骨膜样结构与结缔组织结合紧密，易于从上颌窦底骨壁剥离，为上颌窦底提升术提供了解剖依据。

（3）上颌窦血供。上颌窦通过位于中鼻甲的半月形裂孔与鼻腔相通，此处位于上颌窦的后上部。上颌窦的血供丰富，主要来源于眶下动脉、腭大动脉和上牙槽后动脉，其中上牙槽后动脉和眶下动脉分支往往在上颌窦前壁形成血管丛的骨内吻合和骨外吻合，距离牙槽嵴顶的平均高度为 16.4 mm，其中约 20% 距牙槽嵴顶＜15 mm，在进行上颌窦底提升术时有可能会导致血管破裂产生大出血或急性上颌窦炎（图 144，图 145）。

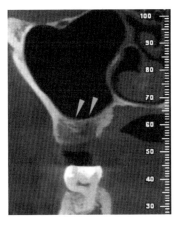 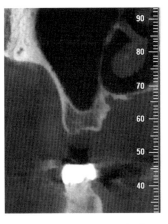

图 144　CBCT 显示上颌窦底毛细血管丛（烟台市口腔医院，彩图见彩插 82）

图 145　CBCT 显示上颌窦前壁血管吻合（烟台市口腔医院，彩图见彩插 83）

（4）上颌窦的增龄性变化及解剖变异。出生时上颌窦内充满液体，后期逐渐气化形成空腔。随着年龄的增长，上颌窦的气化程度逐渐增加，使得上颌窦腔逐渐扩大，甚至侵入牙槽骨，导致牙根进入上颌窦腔内。

上颌窦骨壁没有重要肌肉附着，其主要的功能刺激来自于咀嚼压力，上颌后牙缺失后，生理性功能刺激的缺乏导致上颌窦壁逐渐变薄；同时吸气时对上颌窦腔产生的负压造成了窦腔的继发性气化，使得上颌窦骨壁进一步变薄，窦腔范围进一步扩大。

有时候上颌窦内会存在上颌窦间隔，将窦腔分为两个甚至多个，其发生率为 16% ～ 58%，可分为原发性上颌窦间隔和继发性上颌窦间隔。前者为自然发育，后者形成于后牙缺失之后的不规则气化。

41.2 上颌窦底提升术分类及过程

上颌窦底提升术，是针对因上颌窦气化导致的上颌窦底位置过低，剩余牙槽嵴高度不能满足种植体长度需要，将上颌窦底黏膜膜抬起，形成容纳血液和骨移植材料的空间，进而使可用骨高度满足种植体植入的外科技术。根据手术进路不同可分为侧壁开窗上颌窦底提升术（又称为上颌窦外提升术）和经牙槽嵴上颌窦底提升术（又称为上颌窦内提升术）。

上颌窦底提升术的概念最早由 Boyne 和 Jame 在 1980 年首先提出，由 Tatumt 于 1986 年对此技术进行了详细报道：从窦腔的外侧壁开窗抬起上颌窦底黏膜实现骨增量，进而实现缺牙的修复，即为侧壁开窗上颌窦底提升术。1994 年 Summers 教授等提出了使用凹形骨凿，通过缺牙区牙槽嵴顶进路抬起上颌窦底黏膜的方法，即为经牙槽嵴上颌窦底提升术。随着技术的进步，除经典的 Summers 上颌窦内提升器械外，逐渐出现了一批新型的上颌窦底提升器械如水囊、盘钻等，同样取得了良好的临床效果。

（1）经牙槽嵴进路行上颌窦底提升术。经牙槽嵴进路行上颌窦底提升术时，行牙槽嵴顶切口，翻开嵴顶黏骨膜瓣，进行种植窝的预备，深度至距离上颌窦底 1～2 mm 处，之后使用上颌窦底提升专用器械轻轻冲击上颌窦底形成骨折，抬起上颌窦底黏膜，将自体骨或骨替代材料输送至抬起的上颌窦底空间，并最终植入种植体。在进行操作时，要仔细确认是否发生上颌窦底黏膜穿孔（图 146～图 150）。

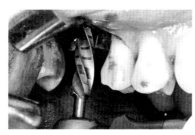

图 146　种植窝的预备（烟台市口腔医院，彩图见彩插 84）

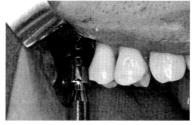

图 147　上颌窦内提升术（烟台市口腔医院，彩图见彩插 85）

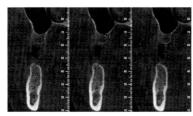

图 148　术前 CBCT（烟台市口腔医院）

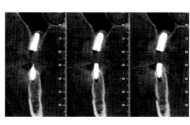

图 149　术后 CBCT（烟台市口腔医院）

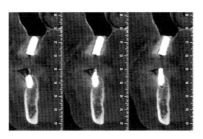

图 150　种植术后 6 个月随访显示上颌窦底成骨情况（烟台市口腔医院）

（2）侧壁开窗上颌窦底提升术。当行侧壁开窗上颌窦底提升术时，切口设计通常选择牙槽嵴顶正中切口及缺牙区近中或远中垂直切口，翻开黏骨膜瓣暴露上颌窦外侧壁，根据上颌窦的解剖形态确定开窗的大小和位置，在进行上颌窦侧壁开窗时使用超声骨刀可降低上颌窦黏膜的损伤概率。临床中可将分离的开窗骨片内翻或剥离移除，之后利用专用上颌窦提升器械小心剥离并抬高上颌窦底黏膜，并使用自体骨或异种骨移植材料填塞窦底与提升的黏膜之间的间隙，开窗部位覆盖胶原膜，根据临床情况决定是否同期行种植体植入术（图 151 ～图 156）。

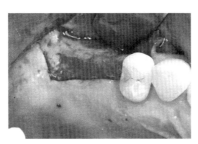

图 151　切口设计（烟台市口腔医院，彩图见彩插 86）

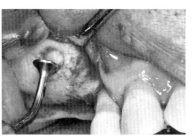

图 152　上颌窦外侧壁开窗（烟台市口腔医院，彩图见彩插 87）

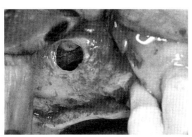

图 153　上颌窦黏膜剥离（烟台市口腔医院，彩图见彩插 88）

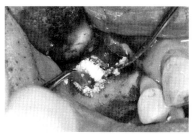

图 154　GBR 过程（烟台市口腔医院，彩图见彩插 89）

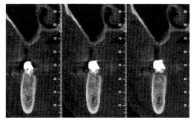

图 155　术前 CBCT（烟台市口腔医院）

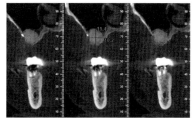

图 156　术后 CBCT（烟台市口腔医院）

41.3　上颌窦底提升术不同术式的选择及优缺点

侧壁开窗上颌窦底提升术常用于骨量高度严重不足、伴有上颌窦囊肿需要摘除或经牙槽嵴顶提升穿孔需要修补的患者；经牙槽嵴进路行上颌窦底提升术用于缺牙区具有一定剩余骨高度的病例。国际口腔种植学会 2008 年第四次共识性研讨会提出：当剩余骨高度 ≥ 5 mm 时，经牙槽嵴顶上颌窦底提升术可获得可预期的临床效果；当剩余骨高度不足 5 mm 时，推荐使用侧壁开窗上颌窦底提升术。随着临床技术的发展，有学者提出剩余牙槽骨高度为 4 ～ 5 mm 时，选择经牙槽嵴进路行上颌窦底提升术也可获得可预期的种植成功率。但值得注意的是，此种方案的选择，其上颌窦内的成骨效果具有较大的不可预测性，临床中需了解其影响因素，并注意评估其远期效果。

对于侧壁开窗上颌窦底提升术，手术视野清晰，受上颌窦解剖形态的影响较小，且允许大量的扩增骨量，技术敏感性较低；其不足为手术操作时间长，手术创伤较大，使用骨移植材料较多，费用较高。与侧壁开窗上颌窦底提升术相比，经牙槽嵴顶上颌窦提升术手术创伤小，操作时间短，使用的骨移植材料少，相对费用低；然而该技术增加的骨量有限，对于存在上颌窦间隔、上颌窦底壁不平或存在斜坡等特殊解剖时，会增加上颌窦穿孔的风险；同时由于该技术在盲视下进行，窦底黏膜穿孔或破裂不易被发现，技术敏感性较高，推荐经验丰富的医师操作。

在选择何种术式行上颌窦底提升术时，临床医师应根据剩余骨高度及上颌窦底解剖进行详细的术前评估，并结合自身经验及各术式不同的优缺点及适应证谨慎选择。

41.4 上颌窦底提升术中植骨材料的应用

对于上颌窦底提升术中是否应用骨移植材料尚有争议。一般认为，当提升高度在 2 ～ 3 mm 以内时，上颌窦底与提升的上颌窦黏膜之间通过种植体支撑，形成了帐篷效应的空间，该空间可通过血凝块的充填来获得可预期的新骨生成，从而无须使用骨移植材料。但当需要增加的骨高度超过 3 mm 时，多数学者认为，应当在提升的黏膜与上颌窦底空间内放入骨移植材料，增加上颌窦提升植骨的可预期效果。

进行上颌窦底提升植骨术时，可应用多种骨移植材料，包括自体移植材料、同种异体移植材料、异种移植材料和异质材料。其中，自体骨因其骨诱导、骨传导性及术后的成骨活跃性而被认为是骨移植的金标准。但研究表明，骨替代材料亦能达到理想的成骨效果，使用自体骨和骨替代材料相结合的方法更有利于新骨的形成。除此之外，诸如富血小板血浆、富血小板纤维、浓缩生长因子等在上颌窦提升植骨术中的应用也愈发广泛。

41.5 上颌窦底提升植骨术的并发症

（1）上颌窦底黏膜穿孔。上颌窦底黏膜穿孔是上颌窦底提升术最常见的并发症，其发生率为 4.8% ~ 59.8%。多发生于上颌窦底提升术和上颌后牙区种植术的过程中，钻头或种植体进入上颌窦并穿通黏膜，常会引起上颌窦炎、感染、肿胀、疼痛，甚至种植体松动脱落（图 157，图 158）。

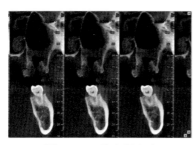

图 157 口腔上颌窦瘘
（烟台市口腔医院）

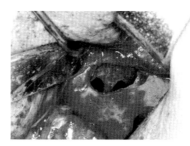

图 158 上颌窦黏膜穿孔（烟台市口腔医院，彩图见彩插 90）

（2）术后感染与上颌窦炎。术后感染的发生率为 3% ~ 8%，主要包括植骨材料感染和急性上颌窦炎，其中上颌窦炎发生率约

2.5%。可表现为头痛，局部肿胀、疼痛，颊黏膜炎症，单侧鼻腔分泌炎性物或口腔内有黄白色植骨颗粒等，脓肿形成者可见瘘管形成，挤压有分泌物，严重时可造成种植体周围脓肿，进而影响创口的愈合和组织重建，甚至会造成种植体的早期失败，是严重的上颌窦提升种植术后早期并发症之一（图159，图160）。

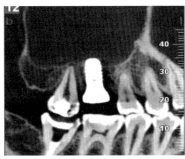 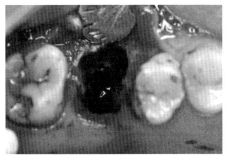

图159　种植术后急性上颌窦炎（烟台市口腔医院）　　图160　种植早期失败（烟台市口腔医院，彩图见彩插91）

（3）出血。出血是常见的术中并发症之一，主要原因为全身因素和局部因素两种，其中全身因素主要为患者有出血性倾向疾病及服用抗凝血性药物；局部因素有软组织瓣切口范围过大、钻孔过深伤及上颌窦前壁血管（上牙槽后动脉或眶下动脉）或其他微小血管等。研究认为，造成严重出血的可能性与血管大小有关，血管直径在1 mm以下者，即使有手术损伤，由于出血量少，不会对手术过程及预后造成影响；而直径在2 mm以上者，血管破裂后，对手术的影响将会比较明显。

（4）其他相关并发症。其他相关并发症包括种植体异位进入上颌窦内、植骨材料的不足与流失、脑震荡及良性阵发性姿势性眩晕等。因此，为尽可能避免上颌窦提升术并发症的发生，在进行操作前应进行详细的术前检查和影像学评估，制订种植治疗计划，仔细评估上颌后区剩余牙槽骨高度和上颌窦的黏膜、骨壁、血管等解剖结构；临床医师应充分了解与手术相关的技巧且应具备熟练的种植外科经验，同时考虑患者的意愿和期望，严格选择适应证，具备并发症的风险预见及防控能力，必要时也可选用替代方案以降低或避免并发症的发生。

（刘峰　周文娟　柳忠豪　张庆泉）

参考文献

1. NEDIR R，NURDIN N. Osteotome sinus floor elevation procedure for first molar singlegap implant rehabilitation：a case series. Implant Dent，2014，23（6）：760-767.

2. SEONG W J，BARCZAK M. Prevalence of sinus augmentation associated with maxillary posterior implants. J Oral Implantol，2013，39（6）：680-688.

3. PIKOS M A. Maxillary sinus membrane repair：update on technique for large and complete perforations. Implant Dent，2008，17（1）：24-31.

4. KOYMEN R，GOCMEN-MAS N. Anatomic evaluation of maxillary sinus septa：surgery and radiology. Clin Anat，2009，22（5）：563-570.

5. Proceedings of the 4th International Team for Implantology（ITI）Consensus Conference，August 2008，Stuttgart，Germany. Int J Oral Maxillofac Implants，2009，24 Suppl：7-278.

6. BOYNE P J, JAMES R A. Grafting of the maxillary sinus floor with autogenous marrow and bone. J Oral Surg, 1980, 38（8）：613-616.

7. TATUM H Jr. Maxillary and sinus implant reconstructions. Dent Clin North Am, 1986, 30（2）：207-229.

8. SUMMERS R B. A new concept in maxillary implant surgery：the osteotome technique. Compendium, 1994, 15（2）：152, 154-156, 158.

9. GONZALEZ S, TUAN M C. Crestal approach for maxillary sinus augmentation in patients with ≤ 4 mm of residual alveolar bone. Clin Implant Dent Relat Res, 2014, 16（6）：827-835.

10. LUNDGREN S, ANDERSSON S. Spontaneous bone formation in the maxillary sinus after removal of a cyst：coincidence or consequence. Clin Implant Dent Relat Res, 2003, 5（2）：78-81.

11. LUNDGREN S, ANDERSSON S. Bone reformation with sinus membrane elevation：a new surgical technique for maxillary sinus floor augmentation. Clin Implant Dent Relat Res, 2004, 6（3）：165-173.

12. PJETURSSON B E, LANG N P. Sinus floor elevation utilizing the transalveolar approach. Periodontol 2000, 2014, 66（1）：59-71.

13. SANTORO M, PIPPI R. Intrasinus bone gain with the osteotome sinus floor elevation technique：a review of the literature. Int J Oral Maxillofac Implants, 2018, 33（5）：995-1002.

14. DE SANTIS E, LANG N P. Healing at implants installed concurrently to maxillary sinus floor elevation with Bio-Oss® or autologous bone grafts. A histo-morphometric study in rabbits. Clin Oral Implants Res, 2017, 28（5）：503-511.

15. STUMBRAS A, KRULDS M M. Regenerative bone potential after sinus floor elevation using various bone graft materials：a systematic review. Quintessence Int, 2019, 50（7）：548-558.

16. JENSEN T，SCHOU S．Volumetric changes of the graft after maxillary sinus floor augmentation with Bio-Oss and autogenous bone in different ratios：a radiographic study in minipigs．Clin Oral Implants Res，2012，23（8）：902-910.

17. SCHMITT C M，MOEST T，LUTZ R，et a1．Anorganic bovine bone（ABB）vs．autologous bone（AB）plus ABB in maxillary Sinus grafting．a prospective non randomized clinical and histomorphometrical trial．C1in Oral Implants Res，2015，26（9）：1043-1050.

18. CALIN C，PETRE A．Osteotome-mediated sinus floor elevation：a systematic review and meta-analysis．Int J Oral Maxillofac Implants，2014，29（3）：558-576.

19. ELIAN N，WALLACE S．Distribution of the maxillary artery as it relates to sinus floor augmentation．Int J Oral Maxillofac Implants，2005，20（5）：784-787.

20. GÜNCÜ G N，YILDIRIM Y D．Location of posterior superior alveolar artery and evaluation of maxillary sinus anatomy with computerized tomography：a clinical study．Clin Oral Implants Res，2011，22（10）：1164-1167.

42. 口鼻相关囊肿手术中囊壁的处理

口鼻相关囊肿主要包括上颌骨囊肿和上颌窦囊肿，这是另一种临床相关疾病的认识。

上颌骨囊肿根据组织来源不同主要分为牙源性和非牙源性。牙源性上颌骨囊肿来源于成牙组织、牙的上皮或上皮剩余，主要包括根尖周囊肿、始基囊肿、含牙囊肿、角化囊肿。非牙源性上颌骨囊肿由胚胎时期残余上皮所致，主要包括球上颌囊肿、鼻腭囊肿、正中囊肿等，该类囊肿在临床上较为少见。

上颌窦囊肿根据病因病理不同，可分为上颌窦黏液囊肿及上颌窦黏膜囊肿，其中上颌窦黏膜囊肿较多见。伴随着医学的发展及不断交叉融合，治疗理念的不断更新及相关医疗器械的不断完善，口鼻相关囊肿的手术方式和手术进路有了更多的选择。治疗不仅满足于将囊肿摘除干净，更多追求的是手术的微创性及功能的保存。

42.1 口腔颌面外科对囊肿手术中囊壁的处理

（1）颌骨囊肿刮治术。在颌骨囊肿传统治疗方法中最常采用是颌骨囊肿刮治术，根据囊肿部位及波及范围选择口内或口外切口，充分显露术野，翻转黏骨膜瓣，去除囊肿表面骨质，彻底刮除囊壁。囊肿波及的牙一并拔除，可保留者行根管治疗及根尖切除。但是对于发展较大的和多囊腔的大型囊肿，难免在刮治过程中会有囊壁残留，而导致囊肿复发。对于青少年牙源性颌骨囊肿，尤其是青少年替牙期发病率较高的含牙囊肿、牙源性角化囊肿，因受累牙齿的牙根尚未发育完全，采用刮治术会影响患者颌骨和牙的发育，导致颌骨发育障碍及累及牙齿的缺失，因此，目前此种方法通常适用于中小型的囊肿。为防止复发，可在刮除囊壁后用苯酚或硝酸银等腐蚀剂涂抹骨创，以求彻底消除囊壁。

（2）颌骨部分切除术。颌骨部分切除术适用于容易复发的囊肿，如牙源性角化囊肿，单纯刮治后骨折风险高且治疗不彻底，为达到根治和防止复发的目的，将囊肿及其周围 0.5 cm 的正常颌骨一并行方块切除术。但是这种方法的创伤比较大，容易发生病理性骨折，而且对患者的功能和面型影响也比较严重，虽然囊肿得到了治疗，但对患者的生活造成了很大的影响。对于骨缺损的处理，一般多选择髂骨、肋骨或腓骨进行移植，同时用钛板加以固定，以恢复颌骨的外形、连续性和咬合关系，恢复患者的面型美观和生活质量。

（3）颌骨囊肿开窗减压术。20世纪70年代Wine等首先将开窗减压术应用于下颌骨囊肿的治疗。其后此种手术方式搭配囊肿塞或负压吸引术被越来越多地采用。手术切口位于口内，在囊肿表面骨质最薄处开窗或拔出上方患牙，冲洗囊腔，取局部囊壁送病理。碘仿纱条填充，一周后抽出纱条放置囊肿塞，每日患者自行冲洗囊腔。每个月复诊拍摄X线片，观察囊肿缩小情况，择期二次手术刮除囊肿。减压术的治疗机制为平衡囊壁内外压力，使囊壁骨吸收因素消除或减少，囊肿衬里上皮发生改变，达到缩小囊肿、引导骨质重建的效果。

对于大中型颌骨囊肿，相较传统手术，采用开窗减压术有创伤小，对患者生活质量影响较小，可保护恒牙胚及恒牙，有利于骨质的修复，可保护重要结构免受破坏等优势。但开窗术亦有弊端，首先开窗术后无论是佩戴囊肿塞还是负压吸引，治疗周期较长，且都需要患者配合，对患者依从性要求较高。其次，需行二次手术，增加了患者的痛苦。

42.2 耳鼻咽喉科对于囊肿手术中囊壁的处理

（1）上颌窦根治术。上颌窦根治术是耳鼻咽喉科治疗上颌窦囊肿最经典的治疗方法。上颌骨囊肿基本上采用类似于刮除术的手术方式，对于靠近上颌窦的囊肿，则采用上颌窦根治术，将刮除囊肿后遗留的术腔与上颌窦贯通。该手术通过唇龈切开经尖牙窝进入上颌窦，彻底清除上颌窦内囊壁及黏膜组织，并行下鼻道开窗以达到充分引流和通气的目的。彻底清除上颌窦内黏膜，虽然可以去除病灶但也意味着上颌窦的自然保护屏障受损，由于黏膜受损致大量纤维组织代替了窦腔内的假复层柱状纤毛上皮，失去了纤毛系统的清除作用，窦内分泌物大量聚集可能引起感染。此种手术方法创伤大、复发率高，即便如此，近百年来上颌窦根治术在治疗上颌窦疾病中一直处于主导地位。

（2）鼻内镜下囊肿开放术。早在 1901 年 Hirshman 第 1 次用改良的膀胱镜对鼻腔进行了观察，这也把上颌窦手术带入了鼻内镜手术时代，随着鼻内镜外科技术的发展，近年来也不断有耳鼻咽喉科医师采用在鼻内镜下鼻内开窗治疗上颌骨囊肿的报道。

对上颌骨囊肿同时累及上颌窦及鼻腔底的患者，使用电刀在鼻底隆起处边缘实施电灼，用剥离子从边缘刺入囊腔；然后扩大鼻底隆起创口，吸取囊液，扩大环形切除鼻底隆起组织，用动力系统修整切除的边缘组织，冲洗囊腔。对上颌骨囊肿突至上颌窦不影响上颌窦引流的患者，其余囊壁不予处理；影响上颌窦口引流的，切除影响上颌窦口的上颌骨囊肿囊壁，不必全部切除。对仅突至上颌窦的上颌骨囊肿，则先行下鼻道开窗，探查上颌窦内上颌骨囊肿隆起情况；然后切除突至上颌窦的上颌骨囊肿上内壁，引流口通往下鼻道造口处，冲洗囊腔。开窗口直径不小于 1 cm，开窗口边缘残余的囊壁与鼻腔黏膜自然愈合，术腔 1 ～ 3 个月上皮化。术中保留的囊肿壁在未上皮化前仍有分泌黏液的功能，故有些患者术后一段时间会有术侧鼻腔溢液的症状，经过一段时间鼻腔冲洗后症状消失。

囊肿手术开窗引流后，释放了囊肿内流体静力压，平衡了囊腔内外的压力，囊壁骨吸收因素消除或减少，囊肿膨胀生长的机械压力下降，骨质吸收减轻或停止；囊壁的纤维结缔组织呈向心性收缩，在此收缩牵引作用下成骨细胞活动生成修复性新骨。颌骨形态改建，囊腔逐渐缩小，外形得以恢复。除压力机制外，囊腔微环境的改变可引起囊肿细胞生物后囊壁增厚，由不全角化及正角化的细胞转化为非角化的细胞。

两种手术模式的对比：应该说存在就是合理的，与经口行开窗术相比，鼻内镜下经鼻内开窗术更加简便，术后无须特殊处理，术后一般不影响鼻腔功能，一次手术即可痊愈，无须二次手术，复发率低。符合微创和功能性手术要求，可以临床推广应用。但是经鼻内镜下手术也不是万能的，上颌骨的诸囊肿，如果仅向腭部突出，则经鼻手术损伤较大，而且造口易于闭锁，所以应该根据病情的不同变化而确定。至于是否刮除囊壁，应该根据情况确定，如果囊肿较小，则刮除囊壁使得囊腔闭锁即可，如果囊肿较大，我们的意见还是保留囊壁为好，患者恢复得很快。

（苏振宇　于晓红　孙超　杜平功　张庆泉）

参考文献

1. 张志愿，俞光岩.口腔颌面外科学.6版.北京：人民卫生出版社，2012：306-316.

2. 孔维佳，周梁.耳鼻咽喉头颈外科学.3版.北京：人民卫生出版社，2015：345-346.

3. WINE W M，WELCH J T，GRAVES R W. Marsupialization of a dentigerous cyst of the mandible：report of case. Journal of Oral Surgery，1971，29（10）：742.

4. 乔莉，邱建华，陈福权，等 . 传统上颌窦根治术后上颌窦骨质增生瘢痕形成的临床观察 . 医学争鸣，2006，27（20）：1904-1906.

5. 王春雨，王永福，赵元阳，等 . 鼻内镜手术治疗突至上颌窦的上颌骨囊肿 11 例 . 中国眼耳鼻喉科杂志，2017，17（2）：132-134.

6. SUN K T，CHEN M Y，CHIANG H H，et al. Treatment of large jaw bone cysts in children. J Dent Child（Chic），2009，76（3）：217-222.

7. TABRIZI R，ÖZKAN B T，DEHGANI A，et al. Marsupialization as a treatment option for the odontogenic keratocyst. J Craniofac Surg，2012，23（5）：e459-e461.

43. 鼻内镜下联合进路手术的问题

鼻部的手术历经演变，手术进路已经变化太多，尽管这样，有一些传统的手术仍然在临床应用，尽管有些改进创新但是还是老的手术进路模式。

以上颌窦手术为例，而上颌窦手术经典的手术进路是柯－陆手术，当然还有顿克手术等，后来有了鼻内镜系统，手术基本改为鼻内进路手术，但是鼻内进路也有几种途径，例如自然窦口进路，下鼻道进路，或两者联合进路手术。有的时候从这两条进路还不能处理完全上颌窦病变，那只能改从唇龈沟进路手术，但是这种手术的弊病也困扰着临床医师，为了解决这些问题，我们将柯－陆手术的横切口，改为唇龈沟的小的纵切口，由原来的 3 cm 左右的切口长度改为 1.5 cm，犬齿窝骨质的凿开改为用电站磨开或用超声骨刀处理，开放的骨窗也由 2～3 cm 改为 0.5～1 cm，适用于内镜下手术。

我们在改进唇龈沟横行切口的基础上行上颌窦手术，原来只限于上颌窦内的单纯病变，例如上颌窦黏膜下囊肿，简单的炎症，局限的小的良性肿瘤，上颌窦内的创伤较少，仔细的止血后，不需要从下鼻道开窗引流或压迫，仅从上颌窦自然窦口引流即可。有些病变还需要鼻内引流，或需要行窦腔内填塞压迫，那就要辅助行下鼻道或自然窦口开放了，一般情况下从自然窦口扩大和下鼻道开窗联合进路；或下鼻道开窗和唇龈沟微创联合进路；或自然窦口进路和唇龈沟联合进路手术，可以填塞于 Foley 尿管，填塞气囊、水囊，碘仿纱条或凡士林纱条等。

联合进路的优势就是可以较为彻底的清除病变，又能减少局部的创伤，局部的麻木、出血等并发症。

鼻口腔相关疾病或口鼻外科的疾病，主要是由鼻内镜下经鼻和经下鼻道处理相关囊肿或其他疾病累及上颌窦的问题，需要处理的不仅要清除到囊肿的壁或一部分囊壁，还要处理窦内或腔内的牙齿或瘘管，这样就像上边叙述的一样，可能一种进路不能清除所有的病变，这就要施行联合进路，牙源性鼻旁瘘管、牙源性上颌窦瘘均是如此，需要口内、鼻外、鼻腔内或上颌窦内联合进行切除或进行修补，具体的手术方法如前述。

总之，口鼻相关疾病的处理以微创手术为主，但是还要完全清除所需要清除的病变，可能的情况下，减少创伤是对的，但是不能很好地处理病变，极快的疾病复发、加重患者的负担是必须避免的。

（张庆泉　孙岩　陈秀梅　姜绍红　张华　王强　赵立敏　宋西成）

参考文献

1. 张庆泉，张宝玉. 双进路鼻窦内窥镜下治疗上颌窦良性占位性病变（附22例报告）. 山东医大基础医学院学报，2000，14（3）：168-169.

2. 张庆泉，李新民，王强，等. 鼻内镜下尖牙窝进路治疗上颌窦病变. 山东大学耳鼻喉学报，2007，21（1），38-39.

44. 鼻口腔相关手术的并发症及预防

鼻口腔相关疾病的手术和其他手术一样，也可能发生手术中或手术后的并发症，现在将各种并发症的情况叙述如下，并就预防和术后的处理简要进行介绍以提醒临床医师。

上颌窦自然窦口的狭窄或闭锁：如果因为口鼻相关疾病引发上颌窦的病变，一般是牙源性上颌窦炎或累及上颌窦的囊肿，需要经过上颌窦自然窦口进路手术，术后就可能发生上颌窦自然窦口的狭窄和闭锁，发生的原因有以下几条。一是开口过少；二是自然窦口的周边均形成创面而且开口不大也容易发生；三是窦内病变处理不彻底，窦内黏膜炎症水肿造成自然窦口的狭窄和闭锁；四是有过敏性鼻炎或较重的其他鼻窦的炎症涉及；五是中鼻甲过度增大，中鼻道开放较少，或钩突未切除或切除太少，或因为炎症水肿至中鼻甲增大，或中鼻道缩小都可以发生。

预防方法：所以在行上颌窦自然窦口开放时，尽量要切除一部分前筛气房，切除钩突，保留开放窦口的一部分黏膜，不要环形切除窦口黏膜；中鼻甲过大者进行中鼻甲缩小，我们一半掌握在 1.5 ～ 2.0 cm。

下鼻道开窗的狭窄和闭锁：这种下鼻道开窗口的狭窄和闭锁，与上颌窦自然窦口的狭窄和闭锁有相似之处，又不完全相同，因为周围的结构不同。下鼻道开窗口的狭窄和闭锁主要与下鼻甲的影响、下鼻道造口的大小和造口边缘软组织处理的好坏有关，因为下鼻道的后部不远处就有鼻泪管的开口，所以手术时尽量减少开口的大小，这是临床医师的通病，考虑的较多。

预防方法：可以尽量向前开放，向下开放，周边的软组织尽量清除干净，保持开口边缘的光滑，换药时注意清除造口边缘的肉芽组织，避免狭窄和闭锁。但是下鼻道造口也有骨性闭锁的，所以这种情况很难避免。

术后性上颌囊肿：术后性上颌囊肿是所有上颌窦手术的并发症，其原因就是造口的闭锁，窦内的黏膜正常分泌鼻涕，鼻涕逐步增多，就形成了术后性上颌囊肿。

预防方法：手术中尽量开大造口，定期换药、定期复查，避免造口的闭锁，这是最好的办法。

治疗方法：一旦发生术后性上颌囊肿，那就需要再次手术了，不论是从自然窦口的开放，还是下鼻道的造口，都需要避免造口的再次闭锁，近期使用的鼻窦口的药物支架只能在短时间内较好，远期的随访是必要的。

空鼻综合征：这是大连市中心医院的张庆丰和佘翠萍教授提出的，在董震和王荣光教授的书籍中也出现和引用。这种情况多见于下鼻甲的手术。而鼻口腔相关手术主要是腭正中囊肿的鼻底的开放、鼻腭囊肿的鼻底开放，球上颌囊肿的鼻底开放也可能发生，但是鼻腔气流的抛物线式的流动方式又较少影响到鼻底，所以这种情况发生也较少，空气温差较大时可能在手术的早期有可能发生。

预防治疗方法：如果手术早期出现此种情况，除了鼻内使用接近体温的鼻内盐水喷剂、激素类鼻喷剂外，适当使用消炎药物，短期内或外出时堵塞患侧鼻前庭，症状可以立刻消失，温度无变化则症状消失。

空窦综合征：以前在国外有描述为大窦口综合征的病例，但是不能完整的叙述发生于鼻窦手术后因为空气温度变化或气流进入过多而引发的不同症状。我们在多年前就提出了空窦综合征的概念，得到了全国鼻科学专家的赞同，但是也有部分专家有异议，异议的理由就是容易引发患者纠纷。我们认为要正视现实，准确的诊治疾病才是正路。王德辉教授近来在不同的学术会议上又提到这个问题，这是很好的动向。

由于开放鼻窦的不同，所造成的症状也不相同，我们口鼻外科相关疾病主要是上颌窦，所以发生与上颌窦的下鼻道造口、自然窦口的开放的大小、手术时期的温度变化、患者的精神状态都有关系，男女患者均可发生，以女性患者为多，但是我们报道的一例蝶窦囊肿的空窦综合征和一例额窦的空窦综合征都是男性，而且都是二次手术后及秋冬季发生的，所以我们认为手术后发生这种综合征与多种因素有关，且与手术窦口的大小、患者的精神状态、手术当时的温差大小都有关系。

争议就是窦口多大才算正常，目前没有具体的标准，有的因为肿瘤手术，窦口开放的很大，当时患者没有症状，相反的有些有症状的窦口开放的不是很大，所以要看患者当时的精神状态和手术时期的温度变化。这是争议的焦点。

预防治疗方法：一旦发生吸入空气后出现的面痛、头痛、眼痛等症状，堵塞手术侧前鼻孔，症状立刻消失，所以一旦秋冬季患者出现该情况，立刻用湿润的棉球或明胶海绵、膨胀海绵堵塞前鼻孔就可以了。经常鼻内喷入盐水，使用鼻吸激素、抗组胺鼻喷剂，适当使用抗感染药物。向患者解释清楚，解除患者的负担是主要的。

上唇麻木感：上唇部的麻木感是古典柯－陆手术必然发生的并发症，有的恢复较好，有的部分恢复，有的终身不能恢复，这是个很棘手的问题，影响不大，但患者心理负担比较重。

预防方法：我们改良的唇龈沟纵形微创切口，大大减轻了手术后麻木的程度和范围，但是没有完全消失，所以尽量避免唇龈沟切口，我们开始用穿刺针的方式进行上颌窦的检查，这样能更减轻麻木的程度，但是操作有问题，如何解决，我们还在探索。

鼻口前部囊肿的术后闭锁问题：鼻腔前部的囊肿包括鼻腭囊肿和球上颌囊肿，都是在鼻腔的前部进行手术，这两种病变的特点是囊肿将前部的上颌骨的骨质压迫吸收，前面都是软组织，这样很容易闭锁。因为周围全是骨面的手术造口一般是不能闭锁的，而有较多软组织的边缘是很容易闭锁的。

预防方法：我们在行此类手术时，尽量把前部的软组织黏膜保留好，囊肿内处理结束后，将前部保留的黏膜内下翻卷，做矩形板在唇内缝合，这样前部的大部分边缘就有上皮存留，造口就不会闭锁了。

总之，鼻口腔或口鼻外科的手术，在设计手术方案时尽量缜密，交代可能发生的问题，有可能的情况下避免温差较大的季节，术后带多层口罩是为了避免简易复发，其他问题均要注意。

（张庆泉　孙超　于晓红　刘典伟　徐大朋　苏振宇　王艳华　许玲

王艳　宋西成）

参考文献

1. 张庆泉，宋西成，张华，等.空窦综合征3例并文献复习.山东大学耳鼻喉眼学报，2008，22（4）：343-344.

2. 张庆泉，王艳，王强，等.巨大蝶窦综合征手术后发生空窦综合征1例.中华耳鼻咽喉头颈外科杂志，2013，48（9）：767-768.

3. 王艳，张庆泉，朱宇宏，等.空窦综合征1例.临床耳鼻咽喉头颈外科杂志，2014，28（5）：344-345.

4. 王艳，张庆泉，宋瑞英，等.鼻内镜手术后并发空窦综合征41例并文献复习.山东大学耳鼻喉眼学报，2015，29（2）：55-57.

护理麻醉篇

临床医学每天都在进步，诊断治疗方式也都在改变。近年来诸多上颌骨的囊肿类疾病，除了经口腔手术以外，经鼻内镜下手术也日渐开展，麻醉护理专业也是一样，应该随着临床的改变而适应临床的需要，下面就我们麻醉护理专业在鼻口腔相关疾病治疗方式的改变谈一下我们的体会。

45. 口鼻外科手术模式转换后的护理改变

上颌骨的诸多囊肿都可以累及鼻腔底、鼻中隔、上颌窦底及窦腔，针对该区域囊肿及其他相关疾病的治疗随着手术进路、手术技术的改进和器械的进步更新，也经历不同的理念变化，我们通过经鼻进路鼻口相关手术的护理配合，认识到了鼻内镜下经鼻处理鼻口相关疾病的特点，我们的护理观念和护理方式也应该随之改变。

尽管我们对医学知识的学习是相对比较全面的，但是对于相关分工仔细的专业，还是不能完全掌握其真正的基础和临床诊断治疗理论知识，对于临床的相关诊治更是需要在临床治疗护理的锻炼中才能获得。所以我们要很好地学习耳鼻咽喉科的基础和临床诊断治疗的理论知识，熟悉其疾病的诊治要点，更需要掌握涉及设备、动力、光学等的相关知识，才能在与患者交流、安慰、答疑等护理工作中得心应手。

45.1 术前护理

（1）向患者及家属介绍经鼻手术的特点、目的、经过等，手术效果和口腔手术的优越性。

（2）因为鼻腔和口腔的特点，手术前戒烟酒，注意保暖，预防感冒，以免引起术前、术后打喷嚏等鼻部反应及消除术后感染的因素。

（3）不吃辛辣刺激性食物，以减少对鼻、口腔黏膜的刺激，加强营养，增强体质，提高应对手术的各种能力。

（4）高血压、糖尿病患者，在术前应控制好血糖、血压。

（5）做好患者的基础护理，术前做好头、面部、脚趾的清洁护理。

（6）术前 1 日晚剃须，剪鼻毛，可以提前 2 ～ 3 天给予鼻喷药物进行鼻腔的清洁和护理。

（7）保持口腔和鼻腔的清洁，指导用口呼吸，以适应术后双侧鼻腔填塞的情况。

45.2 术后护理

（1）病情观察：鼻内镜手术后医师会根据患者的具体情况选用

填充止血用膨胀海绵、凡士林纱条、碘仿纱条等鼻腔鼻窦填塞物，有时上颌窦手术也使用充气或充水的气囊或水囊，影响患者的鼻通气或鼻面部不适，且患者还会有诸多其他不适，术后除了观察鼻部、口腔局部改变外，还需严密观察生命体征，给予面罩吸氧，发现患者的血压持续升高或呼吸改变，以及时通知医师，遵医嘱给予降压药物或其他处理。

（2）体位：全麻术后平卧 6 小时，头偏向一侧，2 小时后抬高床头 10°～30°，减轻术区肿胀，根据情况采取半卧位，以减轻头部充血、伤口出血、黏膜水肿及面部肿胀，有利于鼻腔内分泌物的排出及呼吸通畅。

（3）呼吸道护理：患者术后鼻腔填塞或肿胀引起呼吸不畅，张口呼吸，一直口干，口渴不适，口外应盖湿润方纱，以湿化吸入的空气，使咽喉湿润，减轻咽干，根据医嘱给予雾化吸入等治疗。

（4）出血：患者接受鼻内镜手术后，并不会缝合创面，仅仅通过膨胀海绵或凡士林纱条来进行填塞压迫止血，所以必须对患者口腔和鼻腔的血性分泌物量进行认真的观察和计量，这对判断是否存在出血至关重要。若鼻腔有少许血水样液体流出，这是由于手术及填塞的刺激所致，是正常现象。但若是鼻出血量比较多，患者口中吐出或鼻前流出大量的鲜血，那么必须及时告知医师，并采取措施进行相应的护理。

（5）眼部并发症观察及护理：常见的眼部并发症有眶纸样板损伤、泪道损伤、眼球运动障碍、眶内出血、视神经损伤等。若手术后患者出现视力下降、眼睛疼痛、眼球突出或复视的情况，那么需要马上告知医师，协助医师进行鼻腔填充物的去除，减轻患者视神经的压力和眶内的压力，并对症治疗。护理应嘱患者术后短期内不要用力擤鼻、打喷嚏、剧烈咳嗽，以防发生意外。

（6）脑脊液鼻漏：因为口鼻手术基本是在鼻底进行，所以一般不会引发脑脊液鼻漏，但是如果上颌骨病变累及上颌窦过多而涉及颅底，鼻内镜术后有可能导致脑脊髓液鼻漏的情况出现，需要认真观察患者术侧鼻腔是否流出了清亮的液体，若是发现鼻内流出清水样液体，必须报告医师，以明确是否存在脑脊液鼻瘘。护理应该密切观察并询问患者是否有头晕、头痛、恶心、呕吐等症状，并记录鼻腔分泌物变化情况。嘱患者严禁擤鼻、咳嗽等，并保持大便通畅。

（刘英娜　姜琳　孙爱丽　贺淑静　张晓梅　仲开　赵树红　吕巧英

张庆泉）

参考文献

1. 孙爱杰，孙怡，张庆泉等．口鼻相关囊肿性疾病鼻内镜手术的护理配合．中国医学文摘耳鼻咽喉科学，2020，35（3）：199-200.

2. 孙爱丽，贺淑静，张文，等．鼻内镜下经鼻途径行上颌骨囊肿手术患者的护理．中国医学文摘耳鼻咽喉科学，2018，33（4）：409-411.

3. KIM S W，SEO B F，BAEK S O，et al. Large median palatine cyst. J Craniofac Surg，2012，23（4）：e288-e290.

4. 王永福，张庆泉，于军，等 . 鼻内镜下手术治疗腭正中囊肿与开放式手术的比较 . 山东大学耳鼻喉眼学报，2009，23（6）：53-55.

5. 王春雨，王永福，张芬，等 . 鼻口腔相关外科学理念的建立与临床应用 . 中国医学文摘耳鼻咽喉科学，2018，33（3）：303-305.

46. 口鼻外科手术模式转换后的手术室护理配合

如前所述，手术模式的改变后，所有的护理都要进行相应的跟进，手术室不仅要转变观念，承担手术中的良好配合，还要对设备、耗材、影像学等进行收集准备和配合，具体有以下几条。

46.1 器械的准备

因为手术进路和术后手术方式的改变，器械准备也随之改变。第一要准备鼻内镜系统，根据患者年龄和大小、高矮，准备合适直径和角度的鼻内镜，备好电视屏幕及刻录系统。第二要准备鼻部手术相应的手术器械，例如各种手术钳、穿刺针、剥离子等。第三要准备好术后的鼻腔鼻窦的填塞物品，例如膨胀海绵、凡士林纱条、碘仿纱条、注水水囊等。第四要根据一生的习惯和需求，准备手术电钻、动力系统、不同的电刀等。

46.2 术中的配合

我们根据疾病的位置和手术特点进行了手术配合，首先在全身麻醉前和患者讲解了手术时的注意点，麻醉前、麻醉后配合，手术的相关情况，争取患者的术前、术后配合。然后在麻醉后正确摆放患者头部位置。以前我们手术从唇龈沟、腭部进路，现在手术改为鼻内进路，这样我们的体位摆放也相应发生了变化，由头部后仰的仰卧位改为头部抬起充分暴露鼻底，因为病变在鼻底，所以给患者头后部垫枕，眼部予以贴膜保护，头部正中略偏向手术者一侧。根据手术情况和医师的要求准备好鼻内黏膜麻醉剂及收敛剂，清点棉片后使用盐酸肾上腺素 1 mg 加呋麻滴鼻液 10 mL 混合液浸湿棉，收缩鼻腔黏膜。

准备并摆放好手术器械，根据医师的手术步骤需求，递用合适的手术器械。在遇到手术出血较多和血压偏高的时候，以及时提醒医师和麻醉师注意。

手术结束后注意观察患者鼻内渗血的情况，关注面部有无肿胀和隆起的变化，关注腭部隆起的变化，关注血压和心率的变化，根据医师的处理给予鼻内滴药或增加填塞膨胀海绵或明胶海绵，一些创伤大的患者可能用到碘仿、油纱。手术结束后在术后恢复间观察病情，稳定后和麻醉师一起将患者送返病房，和病房护士和患者家属交代注意事项。

总之，患者的疾病多种多样，其在手术中的变化也是如此，例如医师会根据手术中的所见更正诊断，手术方式也会进行改变，所以我们要配合医师，联系家属，更换必要的设备和其他物品等，随着医师和患者的需要而变化，这样才能做到临危不变。

（孙爱杰　王花静　孙怡　陈丕华　张彦　王天凤　贾冬梅　丛超　曲华

张庆泉）

参考文献

1. 孙爱丽，贺淑静，张文，等.鼻内镜下经鼻途径行上颌骨囊肿手术患者的护理.中国医学文摘耳鼻咽喉科学，2018，33（4）：409-411.

2. KIM S W, SEO B F, BAEK S O, et al. Large median palatine cyst. J Craniofac Surg，2012，23（4）：e288-e290.

3. 王春雨，王永福，张芬，等.鼻口腔相关外科学理念的建立与临床应用.中国医学文摘耳鼻咽喉科学，2018，33（3）：303-305.

4. 孙爱杰，孙怡，张庆泉等.口鼻相关囊肿性疾病鼻内镜手术的护理配合.中国医学文摘耳鼻咽喉科学，2020，35（3）：199-200.

5. 王永福，张庆泉，于军，等.鼻内镜下手术治疗腭正中囊肿与开放式手术的比较.山东大学耳鼻喉眼学报，2009，23（6）：53-55.

6. 张庆泉，宋杰，毛成艳，等.鼻相关外科学.长春：吉林科学技术出版社，2005：10-12.

7. 张秋航.内镜颅底外科学.北京：人民卫生出版社，2011：1-16.

47. 鼻口腔联合手术对麻醉的影响

47.1 口鼻联合手术的优势

耳鼻咽喉与口腔颌面部为毗邻器官，特别是鼻腔鼻窦在解剖上仅为一墙之隔，就是上下贯通相连续，可以称为兄弟器官，耳鼻咽喉科和口腔科最早之前和眼科统称为五官科，两个器官的手术也会出现相互重叠、相互联系的情况，随着人民生活水平的不断提高，人们对生活质量的要求也越来越高，口腔科和耳鼻咽喉科的病变常常集于一身，互相影响，如果分别进行口腔和耳鼻喉科的手术，不仅会增加患者的经济负担，延长住院时间，也会造成医疗资源的浪费，随着耳鼻咽喉科微创技术的发展和口腔科经典四手操作的出现，口鼻联合进行手术同时解决两科疾病问题已成为可能，两个科室医疗技术的发展可以使手术创伤小、出血少、术后恢复快，而且不影响进食，且通过多学科联合诊疗模式，不仅可以为患者制定最佳的治疗方案，还可缩短治疗时间，真正实现舒适、微创、高效的诊疗。

47.2 口鼻联合手术对麻醉插管方式的影响

口鼻联合手术可对全身麻醉的插管方式造成影响，由于口腔、耳鼻喉手术的特殊性即麻醉医师与手术医师需共用同一气道，所以此类手术需在气管插管全身麻醉下进行，单纯的耳鼻咽喉手术需经口腔气管插管，相对的经鼻插管较少。单纯的口腔手术大多数情况下需要经鼻腔气管插管，而经口鼻联合手术的患者需要的是经口气管插管，与经鼻气管插管相较操作快速、简单、创伤性小，虽然国内外研究显示经鼻气管插管相对于经口气管插管，气管切开等气道开放方式有着固定可靠、手术操作空间大、容易护理等优点，然而经鼻气管插管会增加鼻窦炎的发生率，也可引起局部的损伤导致鼻腔出血，把鼻腔的病原微生物带入下呼吸道，有导致菌血症、肺部感染的风险。所以，在口鼻联合手术下，患者需经口插管，相较于经鼻插管，其所致的创伤、感染的概率会相应地降低。

47.3 口鼻联合手术对麻醉术前评估的影响

耳鼻喉、口腔颌面部处于呼吸道和消化道的起始部，该部位的病变常常会导致患者气道困难发生率高，术中和术后气道管理的难度大，而麻醉医师对单纯口腔或耳鼻咽喉手术的患者进行麻醉的术前评估时，常常会忽略对另一部位的检查或检查不到位，容易漏掉具有潜在困难气道的患者，但口鼻联合手术的患者术前均会对口腔、鼻腔进行系统的检查，以明确病变部位和手术方式，这有利于麻醉医师进行更准确、细致的气道评估，可以间接地降低因耳鼻喉、口腔病变所导致的困难气道的发生率。

47.4 口鼻联合手术对麻醉术后苏醒质量及恶心呕吐的影响

单纯的口腔、耳鼻喉的手术类型多为短时手术（手术时间≤30分钟），对麻醉深度往往要求较高，而手术又在麻醉较深时结束，由于肌松药物、阿片类药物的残余作用，会造成苏醒延迟，并且术后恶心呕吐（postoperative nausea and vomiting，PONV）的发生率较高。而口鼻联合手术时间一般较长，多为1～2小时，全麻用药多为中短效药物，在麻醉诱导用药1～2小时后绝大多数患者体内的肌松药、阿片类药物会基本代谢完毕，患者术后苏醒质量高，术后PONV发生率也会相应地降低，理论上是如此，是否真的如此仍有待临床研究进一步证实。

47.5 口鼻联合手术对术后疼痛的影响

单纯口腔手术后疼痛发生率中重度疼痛最少，约占10%，轻度疼痛最多，达60%左右，中度疼痛30%左右，中轻度疼痛和无痛合计约占术后疼痛的90%，有研究表明轻度疼痛和部分中度疼痛患者（10%）是能够耐受疼痛而不需要药物镇痛。根据相关研究可知，耳鼻咽喉手术如果时间较短，对机体创伤较小，但其术后疼痛程度却较严重，多为中重度疼痛。一般术后疼痛时间持续 24 h 左右，然而临床常因该术式创伤小及出血量少，而忽略术后有效镇痛，导致患者多伴随严重疼痛，危害其术后恢复效果及生活质量。由此可见，口鼻联合手术后术后疼痛的发生率会相应的增加，麻醉医师需要根据患者的情况制定个体化、舒适化镇痛方案，加速患者的康复，提高治疗的满意度。如果手术较大，时间随之延长，则麻醉用药、术后的疼痛程度、观察的时效等都可以随之改变，麻醉也应该随之变化，以适应手术的需要。

综上所述，口鼻联合手术可以有效缩短患者的治疗时间，减轻患者的经济负担和经鼻气管插管所致的潜在创伤和损害，与单纯耳鼻喉、口腔手术麻醉相比，口鼻联合手术可在术前提高麻醉医师判断困难气道的能力，提高患者的术后苏醒质量，然而麻醉医师也要关注两科联合手术后所导致的术后疼痛问题，制定出适合患者的个体化术后镇痛方案，因口鼻联合手术对麻醉的影响相关的参考文献较少，准确可靠的结论仍有待相关的临床研究和实验数据的支持。

（辛志军　王宁　王彬彬　林秋里　孙立丽　王怀洲　胡灼君　马加海

张庆泉）

参考文献

1. 甄泽年，赵敏，袁友文，等 . 开展"耳鼻喉 – 口腔颌面"相关外科手术 52 例小结 . 福州总医院学报，2004，11（1）：14-15.

2. PETER DODEK，SEAN KEENAN M D．Evidence-based clinical practice guideline for the prevention of ventilator·associated pneumonia．Ann Intern Med，2004，141（4）：305-313.

3. ONCAG O，COKMEZ B，AYDEMIR S．Investigation of bacteremia following nasotmcheal intubation．Paediatr Anaesth，2005，15（3）：194-198.

4. 朱也森，姜虹 . 口腔麻醉学 . 北京：科学出版社，2012：385-386.

5. 周鹏宇，郭宗文，陈海明等 . 右美托咪定用于口腔、耳鼻喉短时手术的可行性 . 河北医药，2016，38（9）：1336-1339.

6. 徐颖 . 不同镇痛药物对口腔颌面外科术后静脉镇痛的效果与安全性对比分析 . 中国药业，2017，26（3）：42-44.

7. 孙玉琦，卢吉灿，刘超，等 . 舒芬太尼、芬太尼在小儿耳鼻喉手术中的全身麻醉效果分析 . 现代诊断与治疗，2017，28（9）：1617-1618.

附　笔者及团队成员发表的学术论文

1. 张庆泉，郭泉，张洪昌，等.腭正中囊肿 3 例.中华耳鼻咽喉头颈外科杂志，1992，27（2）：88.

2. 张庆泉，宋杰，毛成艳，等.鼻相关外科学.长春：吉林科学技术出版社，2005.

3. 王永福，张庆泉，张杰.牙源性鼻旁瘘管（附 6 例报告）.山东大学耳鼻喉眼学报，2007，21（5）：449-450.

4. 王永福，张庆泉.腭正中囊肿.山东大学耳鼻喉眼学报，2009，27（1）：83-85.

5. 王永福，张庆泉，于君，等.鼻内镜手术治疗腭正中囊肿与开放式手术的比较.山东大学耳鼻喉眼学报，2009，23（6）：53-54.

6. 张芬，柳忠禄，赵元阳，等.鼻腔牙 1 例.中国医学文摘耳鼻咽喉科学 2016，31（5）：276-277.

7. 王春雨，王永福，张庆泉，等.鼻内镜下经鼻手术治疗牙源性上颌骨囊肿 32 例临床分析.中国医学文摘耳鼻咽喉科学，2016，31（6）：290-292.

8. 王春雨，王永福，赵元阳，等.鼻内镜手术治疗突至上颌窦的上颌骨囊肿 11 例.中国眼耳鼻喉科杂志，2017，17（2）：123-134.

9. 王春雨，张芬，张庆泉，等.鼻内镜下经鼻进路腭正中囊肿微创手术 21 例临床分析.山东大学耳鼻喉眼学报，2017，31（3）：84-86.

10. 王春雨，张芬，王永福，等.牙源性鼻旁感染和瘘管 12 例临床分析.中国医学文摘耳鼻咽喉科学，2017，32（1）：32-34.

11. 赵元阳，张芬，王贝贝，等.上颌窦神经鞘瘤 1 例.中国医学文摘耳鼻咽喉科学，2017，32（3）：167-168.

12. 王春雨，王永福，张芬，等.鼻口腔相关外科学理念的建立与临床应用.中国医学文摘耳鼻咽喉科学，2018，33（3）：1-4.

13. 孙爱丽，贺淑静，张文，等.鼻内镜下经鼻内进路行上颌骨囊肿手术患者的护理.中国医学文摘耳鼻咽喉科学，2018，33（5）：409-410.

14. 李宇玥，王贝贝，张芬，等.悬雍垂裂、鼻中隔发育不全伴咽鼓管功能不良 1 例 . 中华耳鼻咽喉头颈外科杂志，2018，53（7）：535-536.

15. 仲开，孙爱丽，张芬，等 . 鼻内镜下口腔相关疾病治疗的护理观察 . 中国医学文摘耳鼻咽喉科学，2019，34（5）：369-370. .

16. 王贝贝，宫向荣，柳忠禄，等 . 联合皮瓣修复外鼻肿瘤切除后较大缺损 7 例 . 中华耳鼻咽喉头颈外科杂志，2019，54（5）：378-379.

17. 于伟，张芬，张庆泉，等 . 牙源性上颌窦表皮样囊肿 1 例及文献复习 . 中国医学文摘耳鼻咽喉科学，2019，34（4）：267-268.

18. 张庆泉，柳忠豪，王春雨，等 . 鼻口腔相关疾病的治疗现状 . 中国医学文摘耳鼻咽喉科杂志，2020，35（3）：152-153.

19. 徐永向，张庆泉，王永福，等 . 腭正中囊肿经鼻经口两种手术方式的对比观察 . 中国医学文摘耳鼻咽喉科杂志，2020，35（3）：171-173.

20. 孙爱杰，孙怡，张庆泉 . 口鼻相关囊肿性疾病鼻内镜手术的护理配合 . 中国医学文摘耳鼻咽喉科学，2020，35（3）：199-201.

21. 于伟，张庆泉，王春雨，等 . 彭氏电刀在上颌窦手术中的应用 . 中国医学文摘耳鼻咽喉科杂志，2020，35（6）：436-439.

22. 于伟，张芬，张庆泉，等 . 牙源性上颌窦表皮样囊肿 1 例报告 . 中国临床案例成果数据库，2019，1（1）：1-3.

23. 张芬，张庆泉，于伟，等 . 上颌窦孤立性浆液性囊肿 1 例 . 中国临床案例成果数据库，2021，3（1）：e2.

24. 仲开，于伟，高妮娜，等 . 多学科医护协作救治以上颌骨为主的大面积骨坏死 1 例 . 中国临床案例成果数据库，2021，3（3）：e15.

25. 王艳华，张庆泉，许玲，等 . 鼻内镜下鼻底开窗术治疗上颌骨含牙囊肿 1 例（附手术视频）. 中国临床案例成果数据库，2021，3（1）：e12.

26. 王艳华，张庆泉，许玲，等 . 鼻内镜下鼻腭囊肿鼻底开窗术 1 例（附手术视频）. 中国临床案例成果数据库，2021，31（1）：e20.

27. 王艳华，张庆泉，许玲，等 . 鼻内镜下下鼻甲前端切开上颌骨角化囊肿切除术 1 例（附手术视频）. 中国临床案例成果数据库，2021，3（1）：e42.

28. 许玲，张庆泉，王艳华，等 . 鼻内镜下联合进路累及上颌窦的上颌骨含牙囊肿切除术 1 例（附手术视频）. 中国临床案例成果数据库，2021，31（1）：e57.

29. 仲开，孙爱丽，于伟，等 . 鼻底手术用前鼻孔自动撑开器：CN3056130425. 2020-02-14.

编后记
Afterword

我在原莱阳医专上学期间，深受曲福崇、臧洪涛老师的影响，后来又到齐鲁医院学习，受到王天铎、栾信庸等教授的教诲和指导，深知自己底子薄，所以一直鼓足干劲、奋力进取以弥补自己的不足，在工作学习中不懈努力，养成了尽量多看书的习惯，并尽量多向老师们请教，才有了明显的进步。

自 1975 年 9 月毕业后，我所在的烟台市罗山人民医院因为是新建战备医院，又在深山之中，患者少、工作量不大，怎样才能提高自己的医学知识水平、提高自己的临床诊疗能力是我当时需要解决的问题。当时的王保珍院长督促、鼓励、组织我们学习，我也在积极开展力所能及的工作得到了领导们的支持和信任；相应的，只要我们提出开展工作的要求，院领导们都会尽力满足。

在业务量不大的情况下，我首先开展了扁桃体切除术和鼻息肉切除手术。为了配合放射科确诊气管占位，在没有支气管镜的情况下，创新使用食道镜进行了气管的检查，发现气管的狭窄是由气管外部的压迫所致，这受到当时烟台及威海地区有名的放射科专家董奎利主任的赞赏。后来我又和口腔科隋晓明老师合作，给一例鞍鼻的年轻患者植入了口腔聚料做成的鼻模，恢复了患者笔直的鼻梁。在那 5 年之中，尽管手术量不大，但耳鼻咽喉科的常规手术都开展了，为我以后的工作打下了牢固的基础。

1980 年 12 月我调到烟台毓璜顶医院。在医院历任院长（高殿祥、田文、刘运祥、杨军）的支持下，在科室郭泉、张洪昌主任的指导下，以及科室的师兄弟宋杰副院长、毛成艳副院长、邢建平医师的团结合作下，我的业务水平有了快速的提升，也开展了临床科研。在一次夜班中，我接诊了一例因为外伤致耳郭外侧面上部皮肤缺损的患者，如何修补皮肤缺损在当时是个难题。琢磨了半天，设计了耳后带蒂的皮瓣，穿过做成的耳郭中部的软骨隧道，将耳郭的皮肤缺损进行了修复，结果皮瓣成活良好。该病例的成功鼓舞了我继续进行研究，最后该研究被医院列为科研项目获得支持，并于 1991 年获得山东省科技进步奖三等奖，成为烟台毓璜顶医院的第 2 个省级奖励。后来我又设计了唇龈沟黏膜瓣转位进入鼻腔下鼻甲成形治疗萎缩性鼻炎，效果良好，该项目于 1995 年又获得山东省科技进步奖三等奖。在 20 世纪 90 年代末我设计了舌瓣修补下咽和喉上部的缺损的手术，2001 年这个项目也获得了山东省科技进步奖三等奖。创新的诊治方法给患者解决了疾苦，自己也有了成功的愉悦，鼓励我继续在临床工作中发现问题、解决问题。鼻中隔穿孔的修补治疗项目分别获得烟台市科技进步奖一等奖和山东省医学科技进步奖三等奖，鼻中隔疾病项目最终获得山东省科技进步奖二等奖；多年来进行的多平面手术治疗阻塞性睡眠呼吸暂停低通气综合征及其监护体系的建立这个科研项目，于 2010 年获得了山东省科技进步奖二等奖。

我设计了带蒂甲状软骨瓣修复声门下缺损手术，在 2005 年获得第 4 个山东省科技进步奖，但为了鼓励年轻人进步，我将荣誉交给了他们。我发现突发性聋的发病规律有节律特点，分析认为与田文院长研究的心脑血管疾病发病节律一致，研究生们以此做课题深入研究，并获得了烟台市科技进步奖二等奖。夹形硅胶植入内淋巴囊治疗梅尼埃病项目获得烟台市科技进步奖三等奖，修复膜在耳鼻咽喉头颈外科修复中的扩展应用获得山东省医学科技进步奖三等奖，犬齿窝微创进路上颌窦手术获得烟台市科技进步奖三等奖，扩大上颌窦癌切除眶壁的修复项目获得烟台市科技进步奖二等奖，茎突手术的研究获得烟台市科技进步奖二等奖。气管异物诊治流程的设计、OSAHS 监护体系的建立、头颈部大出血的急救体系、气管疾病的内镜微创治疗等项目分别获得中华护理学会、山东省医学会、山东省软科学协会及烟台市科技局的科技进步奖，但这些荣誉我都退居了幕后，至退休时，我所带领的耳鼻咽喉科获得了各级科技进步奖达 50 多项，科室形成了良好的科研风气，至今长盛不衰。

我在工作中继续进行临床研究，给年轻同志提供临床信息进行立项，自己也没有停止脚步，继续撰写论文、整理专著、设计专利等。晚期喉癌的扩大切除喉功能重建技术、气管系列疾病的内镜微创治疗、鼻中隔系列疾病的研究、茎突手术的系列研究、喉部微创手术的改革和创新形成了自己的特色，奠定了科室和自己在全国的学术地位。

在多年的行医师涯中，令我欣慰的就是我能给众多患者解除困苦，让他们得到新生。例如，1位98岁的气管肿瘤患者，已被判定了死刑，我们几经努力，使用气管造口内镜微创的方法，切除了肿瘤，使老人又好好地活了5年，最后因为心脏病去世，享年103岁。

1位鼻中隔穿孔的军人，跑遍了全国各地医院，都不能保证其手术效果，经北京的张连山教授、济南的梁美庚教授介绍来我院进行手术，我们设计了复合瓣的手术方法进行了修补，住院期间正逢他的生日，我和妻子还买了生日蛋糕，陪他过了一个不平常的生日。

因为茎突过长的困扰，武汉的黄先生、大庆的李先生、河北的邢女士等千里迢迢来到烟台，我们不仅给予了手术治疗，同时给予了其他的关怀和综合治疗，解除了他们的疾苦。

以上颌骨为主的大范围面骨坏死患者，在死亡边缘徘徊，我们举全院之力，多学科合作进行了艰苦卓绝的拼搏，终于将他从死亡的边缘拉了回来。

遭遇车祸的李女士，孩子被夺去了生命，丈夫全身多发性骨折，自己气管狭窄且不能走路，我们进行研究会诊后，果断地进行了内镜下微创狭窄切除并硅胶管扩张，终于解除了她的呼吸困难，给她和家人送去了希望。

误诊7年的支气管异物患者，被多个医院排除了气管异物，7年来反复出现肺内炎症，咳喘、咯血、不能平卧，以致不能进行教学工作，跑遍了大江南北。我们接诊这例患者时，她是因为5次大咯血被怀疑肺部肿瘤而来，带来的病历有一尺余厚，我们仔细翻阅了病历，发现其中一个共同的特点就是右肺下叶密度增高。怎么治疗都不能消除，肿瘤能坚持5年？还是其他原因？我们给她做了纤维支气管镜检查，发现在右肺下叶积满了脓液，在吸净了脓液之后，一块黑黑的不规则的东西露了出来，我们使用纤细的异物钳，轻轻地夹住了异物的尖端，慢慢地取了出来，原来是一块2 cm×1 cm的鸡骨头，此时，患者老两口一起给我跪了下来，大哭感谢救命之恩。

我对鼻口腔相关疾病的诊治研究起始于20世纪80年代。首先得益于我们的郭泉主任，他是口腔专业出身，后来转行做耳鼻咽喉科的工作，我们跟他学习了好多口腔科疾病的诊断和手术方法。在长期的临床工作中，我们有成功的喜悦，也有效果不佳的内疼。在给一例腭正中囊肿的患者手术时发生了口腔鼻腔瘘，后续的治疗很是困难，尽管进行了手术，修补手术也成功了，但为了今后避免这个问题，我们进行了临床探索。在给一例腭正中囊肿手术时，将突入到鼻内的腭正中囊肿的隆起进行了揭盖切除，方法简单，后来取得了意想不到的效果。3 例治疗体会在 1992 年的《中华耳鼻咽喉科杂志》发表，更奠定了我们对此类疾病的鼻内手术研究的信心。后来不断地针对该类各种疾病进行研究，从烟台毓璜顶医院开始探索起步，后积累于烟台业达医院、龙矿中心医院、文登整骨医院、荣成市人民医院等，发展于烟台毓璜顶医院芝罘分院，扩大弘扬于烟台市口腔医院，为了这个研究工作的开展推广，烟台市口腔医院专门成立了口鼻外科，引进了设备和人员，召开专门的学术会议，针对该类疾病进行专门的推广宣传，对此书籍的撰写，医院领导召开专门会议，安排进行，再次表示感谢。

在我们 30 多年的研究中，除了培养医务人员的鼻口腔相关疾病的知识和手术以外；还在全国进行该类疾病的宣传推广；在 10 多个杂志发表学术论文；在中华医学会中国临床案例成果数据库发表了系列口鼻相关疾病的文章和手术视频；在杂志组织专刊专题集中阐述此类研究成果，对鼻口腔相关外科学理念的形成和技术的推广，做出了我们的贡献。

在科学技术文献出版社的"中国医学临床百家"项目实施时，

我有幸参与其中，2020年撰写了《茎突综合征张庆泉2020观点》，今年又在出版社的支持下，将鼻口腔相关外科学的理念献给全国的口腔颌面外科、耳鼻咽喉科的同道们，请各位专家指正。

这本关于鼻口腔相关外科学书籍的编写，得到了我在各个医院的领导、同事、朋友、同道的支持，他们积极参与书籍的编写工作；我们还专门成立了专家小组，针对该书籍的编写进行指导。本书的编写得到了烟台市口腔医院各位领导、行政科室、兄弟科室同事们的大力支持，特此致谢。

专家组成员名单

组长： 柳忠豪　张庆泉

成员： 王春雨　于海利　杜平功　孙　岩　陈秀梅　姜绍红
　　　　　孙　超　于晓红　周文娟　曲　华　吕巧英　仲　开
　　　　　赵树红　马加海　胡灼君　王怀洲

出版者后记
Postscript

　　科学技术文献出版社自 1973 年成立即开始出版医学图书，40余年来，医学图书的内容和出版形式都发生了很大变化，这些无一不与医学的发展和进步相关。《中国医学临床百家》从 2016 年策划至今，感谢 600 余位权威专家对每本书、每个细节的精雕细琢，现已出版作品近百种。2018 年，丛书全面展开学科总主编制，由各个学科权威专家指导本学科相关出版工作，我们以饱满的热情迎来了《中国医学临床百家》丛书各个分卷的诞生，也期待着《中国医学临床百家》丛书的出版工作更加科学与规范。

　　近几年，中国的临床医学有了很大的发展，在国际医学领域也开始崭露头角。以北京天坛医院牵头的 CHANCE 研究成果改写美国脑血管病二级预防指南为标志，中国一批临床专家的科研成果正在走向世界。但是，这些权威临床专家的科研成果多数首先发表在国外期刊上，之后才在国内期刊、会议中展现。如果出版专著，又为多人合著，专家个人的观点和成果精华被稀释。为改变这种零落的展现方式，作为科技部主管的唯一一家出版机构，我们有责任为中国的临床医生提供一个系统展示临床研究成果的舞台。为此，我们策划出版了这套高端医学专著——《中国医学临床百家》丛书。

"百家"既指临床各学科的权威专家，也取百家争鸣之义。

丛书中每一本书阐述一种疾病的最新研究成果及专家观点，按年度持续出版，强调医学知识的权威性和时效性，以期细致、连续、全面展示我国临床医学的发展历程。与其他医学专著相比，本丛书具有出版周期短、持续性强、主题突出、内容精练、阅读体验佳等特点。在图书出版的同时，同步通过万方数据库等互联网平台进入全国的医院，让各级临床医师和医学科研人员通过数据库检索到专家观点，并能迅速在临床实践中得以应用。

在与作者沟通过程中，他们对丛书出版的高度认可给了我们坚定的信心。北京协和医院邱贵兴院士说"这个项目是出版界的创新……项目持续开展下去，对促进中国临床学科的发展能起到很大作用"。中国工程院院士孙颖浩表示"我鼓励我国的泌尿外科医生把自己的创新成果和宝贵的经验传播给国内同行，我期待本丛书的出版"；北京大学第一医院霍勇教授认为"百家丛书很有意义"。我们感谢这么多临床专家积极参与本丛书的写作，他们在深夜里的奋笔，感动着我们，鼓舞着我们，这是对本丛书的巨大支持，也是对我们出版工作的肯定，我们由衷地感谢作者的支持与付出！

在传统媒体与新兴媒体相融合的今天，打造好这套在互联网时代出版与传播的高端医学专著，为临床科研成果的快速转化服务，为中国临床医学的创新及临床医师诊疗水平的提升服务，我们一直在努力！

科学技术文献出版社

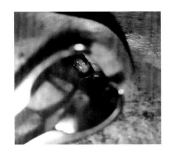

彩插 1　鼻镜下可见突出于鼻底的牙齿（烟台芝罘医院，见正文 019）

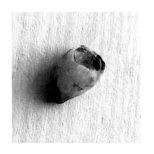

彩插 2　拔出的牙齿（烟台芝罘医院，见正文 019）

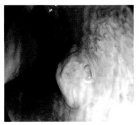

彩插 3　鼻内镜下可见鼻中隔与鼻底交界处的隆起（烟台芝罘医院，见正文 019）

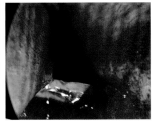

彩插 4　分离隆起黏膜，暴露畸形牙齿（烟台芝罘医院，见正文 019）

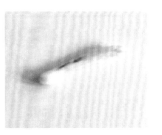

彩插 5　拔出的鼻腔畸形异位牙（烟台芝罘医院，见正文 019）

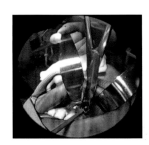

彩插 6　唇龈沟纵形微切口行上颌窦手术（烟台市口腔医院，见正文 023）

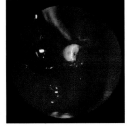

彩插 7　凿开上颌窦前壁，内镜下处理上颌窦牙齿（烟台市口腔医院，见正文 023）

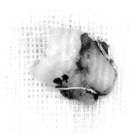

彩插 8　拔出的上颌窦异位牙（烟台市口腔医院，见正文 023）

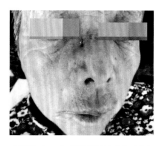

彩插 9　右侧鼻旁瘘管（烟台芝罘医院，见正文 026）

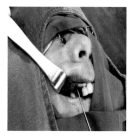

彩插 10　从拔出牙齿处可插入鼻旁瘘口（烟台芝罘医院，见正文 027）

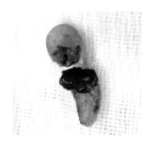

彩插 11　拔出的牙齿（烟台芝罘医院，见正文 027）

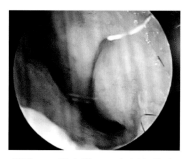

彩插 12　鼻内镜下见左侧鼻前庭和下鼻道前端隆起（烟台芝罘医院，见正文 031）

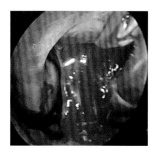

彩插 13　鼻内镜下揭盖治疗（烟台芝罘医院，见正文 031）

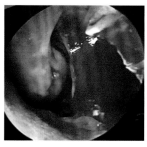

彩插 14　揭盖后改变（烟台芝罘医院，见正文 031）

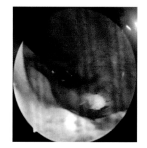

彩插 15　术后 1 个月复查时改变（烟台芝罘医院，见正文 031）

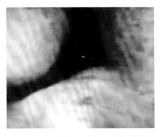

彩插 16 鼻内镜下见鼻底隆起（烟台芝罘医院，见正文 039）

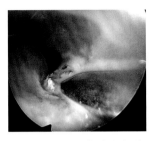

彩插 17 刺开鼻底隆起溢出囊液（烟台芝罘医院，见正文 039）

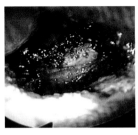

彩插 18 开窗后改变（烟台芝罘医院，见正文 040）

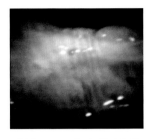

彩插 19 3 个月后开窗情况（烟台芝罘医院，见正文 040）

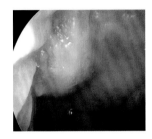

彩插 20 腭部的隆起（烟台毓璜顶医院，见正文 046）

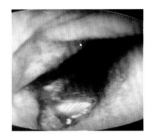

彩插 21 刺破鼻底隆起囊液溢出（烟台毓璜顶医院，见正文 046）

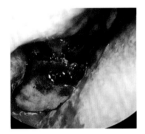

彩插 22 开窗后改变（烟台毓璜顶医院，彩图见正文 046）

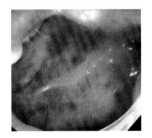

彩插 23 4 个月后造瘘口愈合良好（烟台毓璜顶医院，见正文 046）

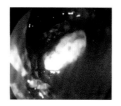 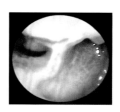

彩插 24　鼻内镜下下鼻道进路见腔内牙齿（烟台芝罘医院，见正文 058）　　彩插 25　拔出的牙齿（烟台芝罘医院，见正文 058）　　彩插 26　术后 3 个月 10 天开窗情况（烟台芝罘医院，见正文 058）

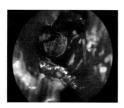 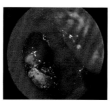 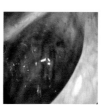 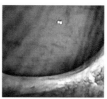

彩插 27　鼻内镜下下鼻道开窗暴露囊肿（烟台市口腔医院，见正文 058）　　彩插 28　囊肿破溃，清理囊壁（烟台市口腔医院，见正文 058）　　彩插 29　术后 2 个月上颌窦腔改变（烟台市口腔医院，见正文 058）　　彩插 30　术后 3 个月上颌窦腔黏膜已经正常（烟台市口腔医院，见正文 058）

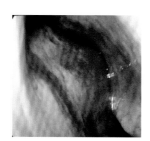 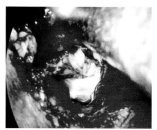

彩插 31　鼻内镜下见右侧鼻腔外侧壁内移（烟台芝罘医院，见正文 063）　　彩插 32　泪前隐窝进路，可见白色上皮样物（烟台芝罘医院，见正文 063）

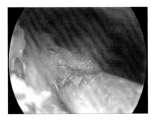
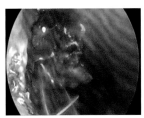
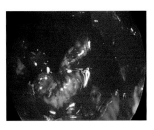

彩插 33　电灼下鼻甲前端
黏膜（烟台市口腔医院，见
正文 069）

彩插 34　将下鼻甲推向内
上方，扩大术野（烟台市
口腔医院，见正文 069）

彩插 35　分离上颌窦内下
壁囊壁，清除角化物（烟台
市口腔医院，见正文 069）

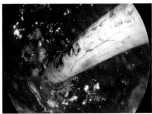
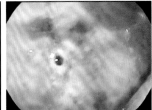
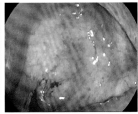

彩插 36　彭氏电刀电凝基
底部（烟台市口腔医院，见
正文 069）

彩插 37　术后 72 小时抽条
见术腔假膜形成（烟台市口
腔医院，见正文 069）

彩插 38　术后 2 个月开窗
口及窦内黏膜上皮化（烟台
市口腔医院，见正文 069）

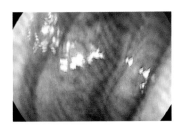
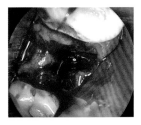

彩插 39　鼻内镜下见中鼻道中
鼻甲处隆起（烟台毓璜顶医院，
见正文 073）

彩插 40　内镜下可见第
七齿瘘孔有血性涕流出
（烟台市口腔医院，见
正文 085）

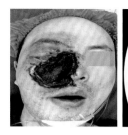 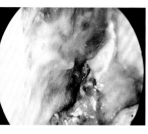 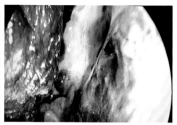

彩插 41　右面部大面
积坏死结痂（烟台芝
罘医院，见正文 100）

彩插 42　右侧腭部变暗，
硬、软腭分离（烟台芝
罘医院，见正文 100）

彩插 43　右侧鼻腔外侧壁
坏死（烟台芝罘医院，见
正文 100）

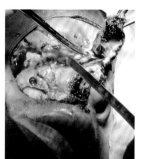 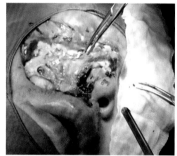 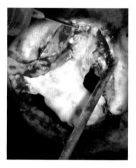

彩插 44　切除面部坏
死结痂（烟台芝罘医
院，见正文 100）

彩插 45　切除痂下溃烂
组织（烟台芝罘医院，
见正文 100）

彩插 46　切除上颌骨的
坏死骨膜（烟台芝罘医
院，见正文 100）

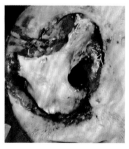 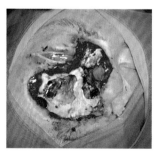 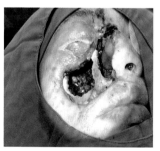

彩插 47　切除坏死组织
后，上颌骨呈缺血坏死
状态（烟台芝罘医院，
见正文 100）

彩插 48　逐步开放右侧
上颌窦各壁（烟台芝罘
医院，见正文 100）

彩插 49　开放右侧筛窦、
额窦、蝶窦，保留上颌
骨骨架及腭骨（烟台芝
罘医院，见正文 100）

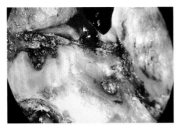 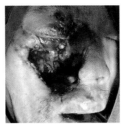

彩插 50　开放上颌窦后壁，切除坏死骨膜后显示圆孔和翼管开口（烟台芝罘医院，见正文 101）

彩插 51　切除上颌骨骨架后改变（烟台芝罘医院，见正文 101）

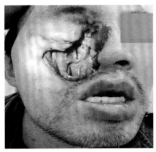 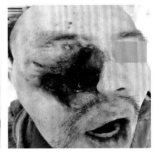

彩插 52　经过局部换药处理后创面改变（烟台芝罘医院，见正文 101）

彩插 53　左侧鼻腔外侧壁暴露（烟台芝罘医院，见正文 101）

彩插 54　术后 8 个月，佩戴牙托，面部缺陷待整复（烟台芝罘医院，见正文 101）

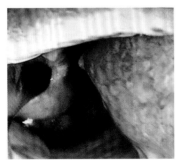 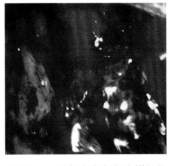

彩插 55　鼻内镜下见下鼻道前端光滑隆起（烟台芝罘医院，见正文 106）

彩插 56　切除肿块内鱼肉样组织（烟台芝罘医院，见正文 106）

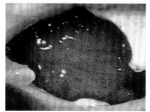

彩插 57 下鼻道开窗术后 2 个月，上颌窦炎症稳定（烟台芝罘医院，见正文 121）

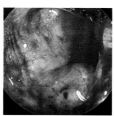

彩插 58 下鼻道开窗后鼻内镜下见上颌窦底的囊肿（烟台芝罘医院，见正文 129）

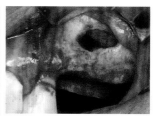

彩插 59 上颌窦外提升术中上颌窦黏膜穿孔（烟台市口腔医院，见正文 138）

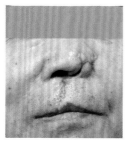

彩插 60 以鼻部外伤后左鼻孔闭锁、低位畸形为例（烟台毓璜顶医院，见正文 143）

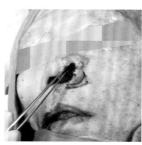

彩插 61 左鼻翼 Z 形瓣外移扩大左鼻孔（烟台毓璜顶医院，见正文 143）

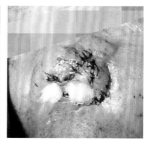

彩插 62 部分游离的耳郭瓣植入（烟台毓璜顶医院，见正文 143）

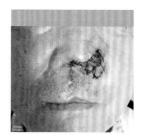

彩插 63 术后 10 天抽出纱条鼻孔良好（烟台毓璜顶医院，见正文 143）

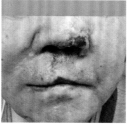

彩插 64 术后 15 天鼻部情况（烟台毓璜顶医院，见正文 143）

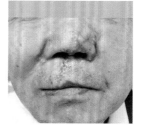

彩插 65 术后 3 个月鼻部恢复良好（烟台毓璜顶医院，见正文 143）

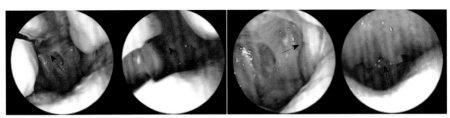

A：可直视整个鼻咽腔及对侧下鼻甲后端，软腭鼻面中部凹陷，上部可见鼻中隔残端（↑）

B：鼻内镜从下鼻道水平进入，鼻中隔中部偏后呈楔形向上缺损（↑），硬腭无凹陷，可见对侧大部分下鼻甲

C：圆枕呈倒S形（↑）在下鼻甲后端并有下移，咽鼓管咽口呈闭合状态

D：腭裂（↑），咽部软腭反射尚可，腭咽闭合略差

彩插 66　内镜下（烟台芝罘医院，见正文 146）

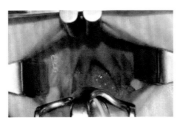

彩插 67　Ⅱ度腭裂（烟台市口腔医院，见正文 149）

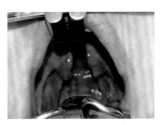

彩插 68　近Ⅲ度腭裂（烟台市口腔医院，见正文 149）

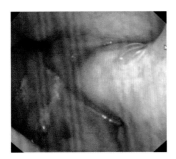

彩插 69　正常咽鼓管咽口（烟台芝罘医院，见正文 151）

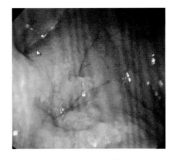

彩插 70　鼻咽部淋巴组织增生，但是咽鼓管咽口尚正常（烟台芝罘医院，见正文 151）

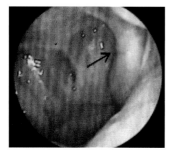
彩插 71　腭裂患者的反向圆
枕，咽鼓管咽口呈关闭状态
（烟台芝罘医院，见正文
155）

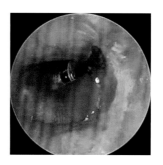
彩插 72　鼓膜置管后，
有黏液溢出（烟台芝罘医
院，见正文 158）

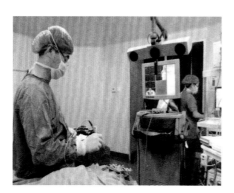
彩插 73　导航手术进行定位
（烟台毓璜顶医院，见正文 174）

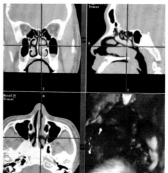
彩插 74　导航手术屏幕三维
影像显示与内镜图片（烟台毓
璜顶医院，见正文 176）

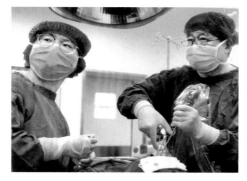
彩插 75　鼻内镜手术（烟台芝罘医院，见正文 178）